国医精华系列

潘德孚 著

解悟中医
相信你的自愈力

浙江科学技术出版社·杭州

版权所有　侵权必究

图书在版编目(CIP)数据

解悟中医·相信你的自愈力/潘德孚著.—杭州:浙江科学技术出版社,2009.12(2025.3重印)

ISBN 978-7-5341-3734-1

Ⅰ.解… Ⅱ.潘… Ⅲ.中医治疗法 Ⅳ.R242

中国版本图书馆 CIP 数据核字(2009)第 220888 号

书　　名	解悟中医·相信你的自愈力
著　　者	潘德孚
出版发行	浙江科学技术出版社
	杭州市拱墅区环城北路 177 号　邮政编码:310006
	办公室电话:0571-85176593
	销售部电话:0571-85062597
排　　版	杭州天一图文制作有限公司
印　　刷	杭州富春印务有限公司
开　　本	710 mm×1000 mm　1/16　　印　张　11.75
字　　数	168 千字
版　　次	2010 年 1 月第 1 版　　　　　　印　次　2025 年 3 月第 17 次印刷
书　　号	ISBN 978-7-5341-3734-1　　　　定　价　20.00 元

责任编辑　王巧玲　　　责任校对　顾　均
责任印务　徐忠雷　　　责任美编　孙　菁

如发现印、装问题,请与承印厂联系。电话:0571-64361507

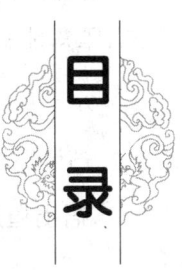

目录

相信生命 ·· 1

第一部分

解悟生命：生命是个整体，中医治的是生命生病

一、四妙汤治化脓性溃疡 ·· 6
二、玉桂治白疽的故事 ·· 8
三、泻下药治肝火头痛的故事 ································ 11
四、刺悬钟穴治落枕 ·· 12
五、太冲穴放血治高血压 ······································· 12
六、大蒜敷涌泉穴止鼻出血 ··································· 13
七、百会穴的奇特疗效 ·· 13
八、多种疗法治一病的联想 ··································· 14
九、阿是穴与阿是治疗 ·· 17
　（一）《孙思邈》与阿是穴的故事 ························ 17

（二）阿是穴与经络学说 ·· 19
　　（三）阿是治疗显示生命的自组织能力 ································ 20
十、胃痛治愈记 ··· 22
十一、腹痛内伏治愈记 ··· 24
十二、犀角地黄汤治脓疱型银屑病 ·· 25

第二部分

悟出道理：医生临床，是帮助病人策划打胜一场维护健康的战争

一、阳和汤使用经验 ··· 30
　　（一）阳虚失眠症 ·· 30
　　（二）髋骨天冷疼痛症 ·· 31
　　（三）夜半骨痛症 ·· 31
　　（四）阳虚癃闭症 ·· 33
　　（五）阳虚脊冷症 ·· 34
二、救急的中药方 ··· 35
　　（一）大陷胸汤 ·· 35
　　（二）四逆加人参汤 ·· 36
　　（三）麻黄附子细辛汤 ·· 38
三、乳房小叶增生治疗体会 ··· 39
　　（一）年轻女性乳房摸到结节，千万别轻易做手术 ···················· 39
　　（二）乳房结节，服中药调理肝气就可 ······························ 40
四、黄芪当归补血汤治白细胞减少症 ······································ 40
五、痢疾治疗的故事 ··· 42
六、阑尾发炎，最好是保守治疗 ·· 44
七、肾萎缩并非不治之症 ·· 48
　　（一）运动治愈肾萎缩的案例 ······································ 48
　　（二）中药治愈肾萎缩的案例 ······································ 48
　　（三）中医治人不治病 ·· 49

八、行经受寒发热(热入血室)的治疗	50
九、阴寒湿毒的成因和治疗	51
十、葶苈子的功用——谈中医辨证论治	52
十一、补中益气汤治中气下陷	54
十二、打嗝的治疗区别,道理何在	56
十三、术后癃闭——升陷汤加五苓散	58
十四、手术后呕吐是怎么回事——药物中毒	60
十五、桑叶桑枝治发热	62
十六、"抽脚筋"与补钙	63
十七、盗汗补钙没有效果	65
(一)小儿夜睡盗汗与吃感冒药有关	65
(二)小儿盗汗的治疗	65
十八、干咳和百日咳的成因和治疗	67
十九、我的泥沙型胆结石治疗	69
二十、骨折治疗的故事	70
二十一、小儿夜啼如何治	72
二十二、治愈胸腔辣痛	73
二十三、瘀血呕吐	74
二十四、再谈瘀血发病与治疗	75
二十五、活血祛瘀治疗肠出血	77
二十六、瘀血咳嗽的治疗	79
二十七、瘀血腹痛如何治	80
二十八、临床疑难病例选编	82
(一)结扎后少腹痛	82
(二)浮肿——碘番酸过敏	83
(三)后枕发烫症	83
(四)四肢肌肉胀麻不仁症	84
二十九、重用熟地黄治疗老年性慢性支气管炎	85
(一)变通金水六君煎	85
(二)阳和汤加减	86

三十、葶苈子治哮喘的故事 …………………………… 88

三十一、五苓散治愈输尿管结石的故事 ………………… 89

三十二、病机的故事 …………………………………… 90

第三部分
中医疗法：没有治不好的病，只有没本领的医生

一、灸治神效 …………………………………………… 97
  （一）灸治的作用 …………………………………… 97
  （二）阿是穴灸法 …………………………………… 98
  （三）绞肠痧灸法 …………………………………… 99
  （四）灸治网球炎 ………………………………… 100
  （五）脊椎压痛点灸法 …………………………… 101
  （六）灸法不能丢 ………………………………… 102

二、痈疖灸法和治疗 …………………………………… 102
  （一）生痈疖的原因 ……………………………… 103
  （二）治痈疖的方法要在初起之时立即艾灸 …… 103
  （三）不懂外科病、外治法的，只能算半个医生 … 105
  （四）痈、疖治疗禁忌 ……………………………… 105
  （五）中药方治痈 ………………………………… 106

三、疱疹治疗和外治单方 ……………………………… 107
  （一）疱诊又称"腰带蛇" ………………………… 107
  （二）发疱疹的原因和症状 ……………………… 107
  （三）疱疹极易误诊 ……………………………… 108
  （四）疱疹的治疗 ………………………………… 108
  （五）疱疹的外敷草药及其他单方 ……………… 108
  （六）草药治疗为什么最好 ……………………… 109
  （七）两例类风湿发疱疹治愈记 ………………… 109

四、炒盐熨脐治肾绞痛 ………………………………… 111

五、针刺治耳鸣 ··· 112

六、放瘀血治脚静脉曲张 ··· 114

七、挑针放血治气滞 ··· 117

八、漫话穴位注射消毒空气 ··· 119

九、老鼠痣、色素痣的治疗 ··· 120

  （一）老鼠痣的治疗 ··· 120

  （二）色素痣的治疗 ··· 122

十、割脂疗法治小儿疳积 ··· 124

十一、针挑十宣穴出血治高热发狂 ································· 126

十二、白芷片塞鼻治鼻炎 ··· 127

十三、葱姜煨脐法治癃闭 ··· 128

十四、谈热天挑针放痧 ··· 129

  （一）什么是痧气 ··· 129

  （二）最常见的痧症和治疗 ····································· 130

  （三）痧症诊断 ··· 131

  （四）痧气也要辨证论治 ··· 131

  （五）痧气病在身体的哪里 ····································· 132

十五、放血治病——治病无常理 ····································· 132

十六、酢浆草、芙蓉叶的用途 ··· 134

十七、戴先生的癫痫痊愈记 ··· 136

第四部分

行医感悟：四诊八纲，治病的根本道理是调节平衡

一、读书与行医 ··· 141

二、生命的自我康复能力 ··· 143

三、庸医与良医的不同在悟性 ··· 145

四、单方治病的常识 ··· 147

  （一）认识误区 ··· 147

(二)单方治疼痛 ··· 149
　　(三)单方治病是与非 ······································· 151
五、头痛的治疗 ··· 152
　　(一)头痛十年不难治 ······································· 152
　　(二)头痛的因与果 ··· 155
　　(三)头痛视物不明 ··· 157
　　(四)月经来潮头痛如箍 ···································· 158
　　(五)巅痛如潮,按时来止 ·································· 159
　　(六)暴发头痛 ·· 160
　　(七)农药中毒后头痛五年 ································ 161
　　(八)偏头痛 ··· 162
　　(九)闻花香头痛 ··· 162
　　(十)中消头痛 ·· 163
　　(十一)头风头痛三十余载 ································ 164
　　(十二)头风头痛(艾迪生氏病) ·························· 165
六、《中医药给了我第二次生命》的说明 ··················· 166
　　附:张拂原文:《中医药给了我第二次生命》 ········· 168
七、老陈的血压为什么不再升高 ···························· 170
八、65岁的林鸿津学中医——学中医不难 ··············· 172
　　附录一:学中医,治少阴病三例——兼谈少阴病证治 ··· 175
　　附录二:自治高血压病 ···································· 178

相信生命

中医没底,要学到老

我在1960年开始自学中医,后来随方鼎如先生学习临床经验。方先生当时已83岁,是温州有名的老中医。此后我又得到胡天游先生、谷振声先生的指导。胡先生是永嘉的名老中医。谷先生是温州医学院的中医教授,我跟他的时候已经45岁了。临床从师的都是年轻人,有十多位,大家叫我大师兄,我以此为荣。

中医被一些人誉为国宝,被另一些人诋为伪科学。一褒一贬相差如此之大,都是中国人,都是炎黄子孙,实在令人难以相信!

我想想,也许是因为年轻的中医一般经历不丰,掌握的疗法不多,而且应用经验不足,所以疗效往往不够理想。

中华医学博大精深,医学典籍浩如烟海,知识是那么多,医疗方法是那么多,生命是那么短促,一辈子也学不完。所以,每个老中医也都有局限性。

我行医几十年,现已年逾古稀,觉得应该把所见、所闻、所想、所悟,都做个记录,把我多年行医实践中体验到的方法和疗效记录下来,也许会有利于后人。

我只记录了我知道的方法,我不知道的也许更多,我对自己的学生说:"你只要做了中医,决心以中医为职业,就必须打算学习一辈子,永远不能自满。"我的这段话是告诉大家，做中医没底，要学到老，不要以为老了还在学是羞耻。

医学的目的是使人活着，所以医术是仁术，不是赚钱的技术。我从我老师这里学习到的既有中医的医术，也有行医的医德，这两者是不可分的。如果我的学生面对病人，看他们不缴医疗费用，就袖手旁观，我会觉得自己老师没当好。因此，中国从古代到现在，真正传承下来的中医，一直讲行医济世、悬壶济世，更有"家无百亩不言医"之说。所以，我也记录了一些这方面的内容，但笔墨不多，要仔细揣摩。

中医的最大优势就是临床效果

"头痛、痛风、心脏病、癌症、高血压、糖尿病、关节炎、多发性硬化、骨质疏松、经前综合征、哮喘、感冒、疱疹和艾滋病——这个名单还可以继续开列下去。无论'医学科学'曾经作出什么声明和承诺，它们至今都仍是不治之症。"罗斯先生这话说明，现代"医学"也不是万能的，许多疾病现在连发病机制都还没有完全弄清楚。但确确实实的，在我的临床记录中，很多人的这些病都治好了。

一般病人到医院里去，这个科室或那个科室，检查兜了一大圈，费用花了不少，结果只有两个：一部分人接受手术或开一大批药，幸运地"治好"了；更多的人则是过了一段时间发觉不能根治，有的甚至比以前还严重，而这些医院里没法治的病，你们在我这本书里都可以看到，一个老中医是怎么治的。中医达到的临床疗效可以通过每天的观察追踪而得到，这些疗效是客观真实的。

我有一个学生，是开了十年个体诊所的西医生，他跟我临床三个月，有一天对我说："老师，你看的病，我一个也不会看。"

这话是什么意思？我看的病，有红斑狼疮、类风湿、过敏性荨麻疹……这些能说出病名来的，都是医院里的医生介绍过来的。至于说不出病名的,比如一妇女产后五年,背脊胀痛;或是一妇女腰、脚、胁俱痛;或是一老年妇女双脚冷痛,天热亦需穿袜子……这些病,能说出病名来吗?我发现,西医没有病名,就很难治疗。但中医不需要病名,有许多能说出来的同一疾病,疾病的寒热完全不一样,如果药用反了,将会发生严重的问题。这说明,中医真是与西医非常不同的一门医学,中医追求的是疗效!

中医治病的奥秘只有四个字:相信生命

本书认为,中医治病的奥秘只有四个字:相信生命。当你走出娘胎的时候,你就带来一生的寿命,也可以叫做天年,即天赐的年龄。有一本书,叫《活到天年》,意思很好。人不可能长生不死,享毕天年却是我们追求的目标。有人认为这个讲法有点宿命论,道理是出生后的环境、生活、思想,都会对寿命产生影响,也就是后天的因素亦会对寿命起作用。这话当然不错。但是,假设没有后天这些因素,天年仍然存在,因为,死亡与生俱来,自你出生的那一天,死亡的信息就已经设定好了。

人的寿命,是由生命的自愈能力来维持的。病毒是人类的祖先,从病毒进化到人,经过了几十亿年,人类与大自然适应了千万年而繁衍起来。以进化的观点来看,人身上就带有大自然中的所有微生物,它们与人类相处已经十分融洽,我们根本无须害怕。人对影响其寿命的任何微生物所致的疾病,都有防御能力,人类不会被疾病打败。

人类的自身气血运行出现障碍,就会产生疾病,但生命早就储存着应对的能力。这种能力,是与生俱来的。因此,只要得到医生的正确帮助,任何疾病都会痊愈。如果医生治疗或用药错误,那就会折寿。因此,爱惜自己、维护健康的关键,是要选择对的治疗。

现在市场上的宣传,有些不是为了你的健康,而是为了赚你袋子里的钱。例如宣传吃什么东西营养最好,千万不要相信。我承认营养学有一定的价值,需要我们进一步深入研究和探索;但利用营养学进行的市场宣传,却是不可信的。例如摄入维生素A过多的,会得维生素A过多症;摄入B族维生素过多的,会得B族维生素过多症……营养学只讲缺的要补充,还没讲过多怎么办,这就叫只知其一,不知其二;大做宣传,就易误导。我认为,我们应该相信生命的自组织能力为自己的安排,例如妇女怀孕,孩子在母体里吸收营养,把这些营养变成眼睛、鼻子。母亲天天吃番茄、青菜,孩子会变出眼睛、鼻子;母亲天天吃鱼肉,孩子也会产生同样变化,并没有多少不同。

中医治病也是一样,要利用病人的自愈能力,所以我常说,病是你自己好起来的,医生只是在帮忙!

30岁到50岁的人最需要学中医。因为,上有父母,该怎么侍候?下有子女,该怎么保护?还有自己的健康,该怎么对待?懂一点中医的基本观念,在选择医疗方法上就会具备一定的辨识力,对手术治疗会谨慎很多;了解一点中医看病的思路,就容易分辨出好中医和伪中医,伪中医也开中药处方,但他用药的思路是西医的。

本书写的是我五十多年的临床故事,记录了中医能治疗各种疾病,为什么呢?道理就在于中医治的是生命生病。生命不能分科,也无法分科,夸大一点说,一个老中医相当于一个医院,可以治各科室的病。至于为什么一定要说是老中医,而不说年轻的中医呢?关键就是中医以病人为师,老中医临床经历多,学来的本事多,一点一点积累起来,就变成了一个"医院"。

本书有帮助你选择医生和医疗方法的知识,希望读者广为传播。

潘德孚

2010年1月

第一部分

解悟生命：生命是个整体，中医治的是生命生病

中医治人，西医治病。治病的意思是要找到生病的病灶，确定它叫什么病名再予以治疗。病灶在身体上，能通过各种仪器检查得到。身体可以分解成多个部分，因此，医院里才有了各个部门的专家，用以治疗各个部位的病灶。但中医治人，是以生命的不平衡为目标，不是以病灶为治疗目标的。

治人的意思就是治生命生病。有生命，才称为人；没有了生命，就不再称为人，而称为尸体了。生命是一个整体，是不能分拆的。所以，中医把内科叫做大内科。大内科的医生可治疗各科疾病，妇、幼、内、外科一概不分。先贤说：做医生不懂治外科病，就只能算半个医生。这是中医学对临床医生的要求，与中医学的基础学习一致。中医诊与治合成一体，靠四诊获取疾病信息，依八纲来决定治疗方案。因此，无妇、幼、内、外科之分。尽管中医也有分科，如妇科、儿科、外科等，但这只是发挥专长，其诊断、治疗、用药处方，每个医生所学所用的完全一样。所以，有说是儿科的医生，并不是不会看妇科及外科的病，因为幼儿、成年人、老人、妇人，都是一样的有生命的人。

中医认为是生命生病，不是身体生病。尽管中医也需要通过身体来治

疗疾病,但是,中医认为形体只是生命的躯壳,不是生命本身。例如,患头痛的病人来了,中医不会叫他去做脑CT,而认为任何疾病都与整体相关,因此,其诊断不以查找病灶为治疗靶点,治疗方法不局限于某发病的地方,而认为只需要调整整体平衡。本节记述笔者临床治病时运用针灸经络的原理,上病下治、下病上治、外病里治、里病外治、左病右治等故事,体现生命生病的整体的不可分性。这些故事证明,生命是一个不可分的整体。医生在临床上只有建立起整体观念,才会有疗效。中医就是治生命生病的医学。

现在有些医生,头痛治头、脚痛治脚,很多疼痛性疾病,治疗无效,于是就把病人推给神经科。可是,神经科的医生也同样找不到患病的神经,结果是开些止痛药打发病人。不过,止痛药偶然也治愈为数不多的几个病人,而大多数病人则受到了止痛药的损害。因为,止痛药会造成药物依赖,经常服用止痛药,对心、肝、肾脏器会造成损害,导致其他疾病的发生,后悔晚矣。

一、四妙汤治化脓性溃疡

四妙汤是中医疡科的药方,亦即治外科溃疡一类病症的。疔、疮、痈、疽、疖等皆属溃疡一类。其实,中医的内科与外科、儿科、妇科等,与西医不一样,不需要分得那么清楚的。因为,中医不管什么科,都要辨证论治,方法是一个样的。所以,中医的内科,就叫做大内科,统管妇、幼、内、外诸科。学习四诊八纲,不管什么科,辨证论治的方法、内容,与内科一样,只不过是临床集中的病人不一样罢了。中医的内科医生也可以治疡科、妇科、儿科的病症。中医学实际就是全科医学。

1963年,我在永嘉县黄田行医。那时候正是三年自然灾害的困难时期。我妻子的一堂弟18岁,上山砍柴不小心滑倒,膝盖擦去了一块皮,继而感染。两天后,发热,体温39.3℃,右手臂和右大腿自觉疼痛甚剧,屈着不能伸直。家属将他送到温州某医院外科。一位姓黄的医生从他的锁骨下抽出一针筒的黄色脓液,说这个地方有肺大动脉,开刀引流困难,不如注射青霉素消炎。黄医生给他注射了一针20万单位的青霉素,再开了3瓶给他带回家注射。那时候青霉素属于紧张药品,能开这么多真是大面子了。

第二天家属叫我去为他注射,我见此病状问:"有没有恶风?"答:"没有。"我给量了体温,仍然是39.3℃,一点也没退下来。我知道这样的病症,是热毒型的,应该用清热解毒的方法来治疗。当时我出道不久,觉得可能是使用的剂量太小,就把自己仅有的3瓶80万单位的青霉素都给了他。可是3天后,体温仍居高不下。那个年代,人们都认为青霉素是治这些痈疡的特效药。

我对他的家属说,既然西药无效,就应该吃中药。得到他们的同意,我就给处了四妙汤:黄芪30克,金银花30克,当归30克,甘草15克。第一天服下去,体温退至38.3℃。第二天服药后,又退至37.3℃。3服药服完,体温退净,手足活动自如。我要他再配几服八珍汤服用,可是他家里没钱了。3个月后,我见他满面红光,人也胖了起来,但腹股沟处压之仍留有一硬块。精神与过去根本不一样。18岁的孩子,正是青春发育时期,过去因家境困难,营养差,抵抗力也相应减弱。因此,皮肤感染,细菌侵入了淋巴管,锁骨和腹股沟的淋巴结才会化脓。老百姓都把这样的病叫做"瓜",意思是像瓜一样到处结实。西医除使用抗生素外,只有开刀引流一法了。引流的创口,还得每天插入消毒纱布,渗净脓液,病人痛苦不用说,能不能收口,还很难保证。

四妙汤中的黄芪、当归、甘草,都有补气、补血的作用,它们提高了机体的免疫能力,加上金银花的清热解毒,不仅药到病除,同时补益了原来的虚弱。身体内部机能恢复,同样的伙食,吸收能力可不一样了,因此才会满面红光。当然,这也与那18岁的青春萌发有很大的关系。

中医认为所有的外科痈疡,都是内病外发,不应该把它看成仅仅是体表的疾病,单考虑施用外科治疗的方法。我在临床上用中药治疗的痈疡,发现病人愈后身体状况都有改进。而使用西药抗炎治愈的,有的病人会发生菌群失调,产生其他的疾病。有人不相信已经形成的脓液,不切开引流,会无形消失。这是因为他太不了解我们生命的自卫能力了。

我曾遇到一位身体非常壮实的律师,他说自己得了急性阑尾炎已化脓,但那天他必须到北京出庭。他感觉腹中剧痛。下了飞机,到达法院,就马上开庭,他只能强忍疼痛出庭辩护。事后却发现腹痛减轻了,但按压阑尾处有一硬块。回温州后去医院检查,医生说穿孔的脓液已形成包块,待事情办好后再去做手术。他觉得既已不大痛了,好忍着就得过且过。后来他觉得没有再看医生的必要了。许多年过去,包块已消失不见,他引为幸事。我并不是以此事来说明不必要做手术,而是说明生命有很强的自我修复能力。不管生什么病,不必要的手术要尽量避免。因为,身体不是拉链包,不是要开就开、要关就关的。做了手术的身体自然会有了伤口,就从"原装"变成了"组装",与原来的不一样了。当然,有必要做的手术还是要做的。

二、玉桂治白疽的故事

1964 年,我在云和农村打工。大队长陈恒元兼粮食保管,是有名的金不换。据说他保管粮食不会少掉一粒。这样的大队长,相当于现在的村长,是难得有了。一天,大队长夫妇二人带着孙子来看病。他孙子叫友章,只有 14 岁,左侧脸上长出了一个疽。疽与痈不同,疽的顶上尖尖的,像一块宝塔糖;皮肤表面颜色一点也没变化,仍与原来的肤色一样,按之肿硬,手抚之不觉温热,甚至有点阴凉感。小孩体温正常,大便如常,饮食甚少,脸色不大好看,有点青紫色。我曾见过邻居胡先生背上生了皮肤癌,形状与这孩子的肿块一个样。如果我是西医,一定会要求他做病理切片检查。幸好我是个中医,只能按中医方法来诊断。因为,施行手术切片,不仅会延误治疗时间,还可能因为损伤患部而使病毒扩散。即使能做出判断,也无益于该病的治疗。如果采用手术,孩子的脸上就会出现一块大伤疤,影响他的容貌。中医与西医的不同在于不需要知道是什么病名,只需要根据四诊八纲实行辨证论治。我认为按病名进行治疗反而会影响治疗效果。

中医对许多外科病的治疗,基本上都用保守疗法。明代名医陈实功著的《外科正宗》说到疔、疮、痈、疽等所有外科病的病因,都与内科疾病一样,因此,其治疗方法,也应与内科病一样。陈实功认为"痈疽虽属外科,用药即同内伤。脉虚病虚,首尾必行补法;表实里实,临时暂用攻方。"这二三句话,就把治疗方法的核心勾画出来。也就是说,外科病以虚证居多,开始与最后都要用补的方法;即使是实证,也只能暂时使用攻的方法。看起来病灶虽然生在体表,但实质却反映出身体里面的寒热虚实。这孩子年幼丧父,母亲改嫁,缺乏父母的慈爱。他平时饭量甚少,体形瘦小,发育不好,虽14岁了,却像个10岁的孩子。这样的病中医可以直接下诊断:是疽,虚寒之症。

近代名医张锡纯的《医学衷中参西录》里曾说到"玉桂治白疽",其意就是疽这个病,可以用温热的药物治疗。我给他开了玉桂、当归、川芎、黄芪、党参、白术、甘草等纯温热补益活血药2帖,服后肿消疼止。再以原方半量,嘱服3天。此后孩子食量大增,迅速长高。随着岁月逝去,他长大成人,娶妻生育,子女嫁娶,现在做祖父了。2003年秋,我去云和,见他养着200多只鸭子,几只母猪和猪仔,说自己每月仅鸭蛋收入,已逾千元,悠然自得。

中医治疗外科病的经验极其丰富,例如,严禁患疗疮者用刀割治;严禁患痈者在未成熟时用刀排脓(避免肿毒扩散,导致败血症);患疽者,更严禁用刀切除……其理由是这些病的根不在体表,而在体内,手术割治根本没有用。经验说明,中医的这些禁忌都十分有用。患疗疮者动刀了,容易变生疗疮走黄(头面肿大发高热,也非常危险的一种症状);患痈者过早动刀,易致败血症(现在称为全身炎症性综合征);患疽者动刀的结果是全身扩散,有似癌症切除后的扩散(中医称为流注)……中医以内服药为主,外治并用,就能很快痊愈。中医的外病内治、内病外治,就是无分内外,把疾病症状统统看做生命所表现出来的信息。根据这些信息,中医就运用八纲(阴阳、表里、寒热、虚实),进行辨证论治,以实现机体的平衡为目标,达到治愈疾病的目的。

在治疗外科病的同时,我认识到病虽然生在体表,它的根子却是因为生命的活动出了问题,所以,不应该认为只要把这个生病的地方(病灶)切除了,就能万事大吉。这种幼稚的想法,使许多人倾向动用手术切除病灶,因此使病情加剧而送掉了性命。这与癌症切除并无不同。

有人也许会问:他曾用消炎的西药见到了效果,后来肿起来为什么不可以用同样的药？我认为其一是治疗结果显示抗生素没有长期效果，再使用只有坏处没有好处。

现在许多人都把炎症当做所有疾病的根源，把抗生素当灵丹妙药，动不动就说要消炎。却不知道《Dorland's 医学大字典》对炎症的定义是："由于局部受伤或身体纤维的破坏引起的自我保护反应，目的是要将致伤的因子和受伤的纤维稀释、分隔和消除。"所以，正确看待和认真对待炎症十分重要，滥用抗生素会导致严重的不良后果。疔疮、痈疽、瘰疬等所表现出的外科病，实质是生命排毒的各种不同的形式和方式。

我们的生命是与许多微生物共生的。我们的健康取决于我们身体里的微生物的平衡。许多疾病都是因它们的不平衡而产生的。我们服用（或注射）抗生素都很容易破坏自己身体里的微生物平衡。因此，不可轻易使用抗生素。抗生素会引起"白细胞数目下降、恶心、呕吐、腹泻、消化功能衰退而导致体重减轻、对感染的抵抗力下降、皮疹、顽固性或长期不退的发热和发冷、虚脱、神经系统疾病等。所有的症状与艾滋病相同。""抗生素中毒所引致的免疫功能衰退之破坏程度与艾滋病病毒无异。许多在医院中久治不愈的发热病案，实际上与长期服用抗生素而导致的药物中毒有直接的关系。"（见陈树祯《顺势疗法》37～38页，中国环境科学出版社，1999年7月）我的一个朋友告诉我，他的一亲戚发热，到处治疗不愈。偶然碰到一个医生，这医生叫他停止用药观察几天，发热退了，于是大笑，说："原来这是药物性发热呀！"

细菌学需要普及，但过分地渲染，就会走向反面。过去我们不知道有许多细菌会致病，因此发生了不知道传染病隔离和讲究公共卫生，无法防治，造成灾难。现在知道了，有些人过分讲究，过分地害怕细菌，得了洁癖也不好。我有个搞传染病的朋友，妻子是护士，家中来了客人，坐过的凳子，待客人走后，她都要消毒一次。后来亲戚朋友们都知道她有这个脾气，就再也不敢登她家的门了。她把自己与所有的亲戚朋友隔离开来，没有了信息交流，就很快衰老。

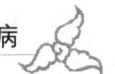

三、泻下药治肝火头痛的故事

我初出茅庐时阅读张锡纯的《医学衷中参西录》,书中写道石膏有清热的能力,认为可以生吞数两而无碍。于是我照样画葫芦,觉得自己很热性,好几次生吞了一大两。结果是弄得胃里寒极,天天腹泻,至今还需要食热饮,热才觉得舒服。做了医生后,发现很多人都胃寒,恶食生冷,这些都是长期服用寒凉药物的缘故。有了这个教训,才逐渐悟出辨证论治的道理。

1963年我在永嘉县黄田行医,岭下大队书记李龙洪介绍他的小姨来治病,说头痛经常发作,到某医院检查,医生查不出是什么原因,只好给开止痛片,但停了药却越来越痛了。她的家离我住的地方有十多千米。那时候交通不便,是步行来的。她说话朗朗,精神十足,还说自己已5天没吃饭、没大便了,问我信不信。我想到了这是一个肝火亢盛的症状,就给开了三黄泻心汤。这种方法叫做"实则泻其子"。肝属木(母),木生火(子)。继而一想:她的肝火盛猛,我用苦寒泻火对着干,怕喝下去会呕出来。因为,对着干最易引起"反抗",必须用一种温热的药物做引导。这好比两军打仗用降卒来骗取敌军开城门一样。直思横想,想起张锡纯在《医学衷中参西录》里说过玉桂是最好的平肝药,叫做"木得桂而枯"。玉桂可以制木平肝熄火,就给她开了三黄泻心汤中加上桂枝。她服了1帖,腹泻数次后,头就不痛了,可是全身疲惫不堪,吃不下饭了。我给她再开健脾的六君丸多帖,后来就没再头痛。我将写的体会给老师看,他阅后说:"德孚开药倒很灵活。"他不知道这"灵活"是付出了代价的,这些代价当然还不止是上面这一点点。

有一本书叫《方剂学》,书中有很多可供参照的药方。但这些药方都不能死学死用,而只能在临床中化裁,否则,就会是一个庸医。当然,庸医也可能会治好病的。因此,天下庸医多而良医少。做庸医容易,他只要能记能背就可以了。这叫做单个脑。对中医来说,单个脑的人不能成为良医。良医要用两个脑来做事,一个用于记忆,就是要记住这些方子;一个用于思考,就是考虑使用这方子的方法。古人制方,主要是授我们以方法。所以,孙思邈说:"读方三年,以为天下无病不治;治病三年,才知天下无方可用。"

对中医来说,临床疾病,千变万化。因为生命是动态的,疾病也是动态的。我读日本鲇川静的《中医治疗经验》,他写到治一个急性脑膜炎病人,开始用清热解毒的寒凉方剂,病人热退后,他舒了一口气。但没多久他发现病人手足厥冷,心跳微弱,汗出。这样的症状,中医叫做亡阳,就是人的阳气丧失的意思。人没有了阳气,就是死亡来临。他马上转为人参四逆汤回阳救逆,终于完全治愈了。人参四逆汤是大热的汤方,与清热解毒的药方药性完全相反,如果是一个只会见病用药的庸医,以为脑膜炎发热就是热性病,一味用药清热,不会辨证论治,就会使病人送了命。

疾病动态的意思是指发生的症状在不断变化。中医必须掌握和运用这种动态用药的能力,不被病名牵着鼻子走,才算是真正学会了辨证论治。

四、刺悬钟穴治落枕

1994年我在北京,因要购一台电脑,于是打电话给电脑公司。电脑公司答应马上派职工送过来。没多久,果然有位姓陈的职工送来了。他给我调好了电脑,打算回去。我见他歪着脖子走路,就问他什么时候伤的。他说就在昨晚伤了左边的脖子。我正带着针和消毒的酒精,就说,"你歇歇,站着,双脚分开与肩平",即取针,刺他右脚的悬钟穴。刺入后觉针下沉紧,就知道得气了。问他麻否,他说:"从悬钟穴到踝下的昆仑穴,很胀。"我说:"你转转脖子看。"他转了转,说不痛了。

悬钟位于外踝骨上小腿正中3寸,取穴用同身寸,亦即病人手掌放平,四指合起,将手掌指伸直,横取正中为3寸。病人痛得越厉害,得气越迅速,好得越快。

五、太冲穴放血治高血压

我的朋友王某,平时常吃降压片,已7年。一天听我说常吃降压药会损伤肾脏,回家就停了药。岂知过了1个月,一天头痛得很厉害,血压一测是230/130mmHg,吓得他赶忙来找我。这样的血压,我也很少见到。我给他针刺内关、足三里、涌泉,均无效。觉得非放血不行。我发现他脚背太冲穴的静脉肿胀,就用7号的注射针头刺他的太冲穴,静脉血像开了水龙头一样射了出来,他告诉我头有点晕,为避免休克,我叫他立即平卧,并让他的两脚抬高。再量血压,是160/98mmHg,原来是血压快速下降而致头晕。

这样的血压,按理还是较高,为什么也会头晕呢?原来人一旦适应了比较高的血压之后,如果突然降低,人就觉得不适应了。

六、大蒜敷涌泉穴止鼻出血

我的朋友李先生,65岁,平日嗜酒,据说血压检测偏高,但他自己一直不当回事。一天,李先生突然鼻子出很多的血,他妻子急忙送他到医院里去。医生说是血管硬化造成的,于是采用消毒纱布压迫止血,并给他打了止血针。第二天,他妻子把纱布拉出,血还没止住,不过,没有昨天那么凶猛了,于是来找我商量。我说,我可以试试看。就取大蒜一瓣,剖开,把它贴在病人的涌泉穴上,用保鲜膜盖上,再以绷带扎住。3小时后发现,鼻血止住了。打开绷带,发现涌泉穴上起了一个水疱。这个方法我记不起是从哪一本书上看来的,一直没用过,这次却碰上了。这只是一种小小的治疗方法。

七、百会穴的奇特疗效

百会穴在人体的头顶上,取穴的方法是两个耳朵的最高点拉上与头顶正中线的交叉点。这个穴位有升提阳气的作用。针灸书中说它可以治疗头痛、头晕、神经衰弱、贫血、低血压、颈椎病等,其实归纳起来,无非就是头痛、头晕两种症状。因为,神经衰弱、贫血、低血压、颈椎病等都会产生上述

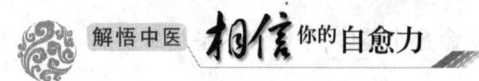

的症状。这就是说,头痛、头晕都是阳气不升,才需要针刺百会穴来升提阳气。这么说许多人不会懂,一定会问:"什么叫升提阳气?"

中医认为,人之所以头脑清醒,是因为清气上升,浊气下降。清气上升,人的头脑、耳目等都得到滋养,耳才会清,可辨声音、语言;目才会明,可以看近远、辨颜色;头脑清楚可分析是非。浊气下降才有大小便的排泄。如果清气不升,浊气不降,就会产生头痛、头晕。百会穴能使清气上升,浊气下降,治愈头痛、头晕,这叫做升提阳气。

有意思的是百会穴不仅能治疗低血压,还可以治疗高血压。低的它可以升,高的它可以降,这种人体穴位奇特的双向功能向我们展示生命的自我调整能力。所以《玉龙赋》中说"卒暴中风,顶门百会",即用顶门穴和百会穴来治疗中风病。

近有一朱姓女病人,曾患过梅尼埃综合征,说自己坐起来或开摩托车时都没有头晕,而躺着则反觉头晕。我认为这也是清阳不升之故,就给她针刺百会和前顶两穴。刺进后得气(即手感沉紧,病人自觉头顶上有胀麻感),让她躺下,就不觉得头晕了。

又治一近50岁的男性病人,诉说自己饮酒多天,肛门口突发疼痛,大便通而软,但屎气(屁)不通了。此病例亦很有意思,大便是固态性的可以通出去,而屎气是气态性的却不能通。我给他刺百会穴一针,捻转得气后问他,说:"不痛了。"3天后,痛重新发作,他去医院检查,说是患了肛瘘,要马上做手术。但病人怕痛,不愿做。他妻子向做医生的朋友咨询,朋友认为不是瘘管。因为,肛门口从来都很干燥,没有任何液体流出。到底是他的朋友对或是诊断的医生对? 后来,他以炎症论治,用抗生素输液四五次痊愈了。我认为他如果发痛再来针刺百会穴,也同样会痊愈的。因为这次的痛势已经减轻,说明在好转。如果再针刺一两次,必定痊愈。现在许多人都只相信药物,而不相信自己生命的自愈能力。

八、多种疗法治一病的联想

近治一王姓小男孩,2岁,每天都需换内裤四五次,因为有少许大便黏在裤上。然而其大便正常,成形。其母说这小孩产下 2 个月,大便秘结,她用过多次开塞露导泻,此后就发生了这样的症状。她带他在某医院治了半年,无效。小孩生长发育都正常,唯此一疾。我给处补中益气汤加减,再嘱其母用艾条熏百会穴,用以升提中气,每天 3 次,每次 1 分钟。1 个月后,小孩大便黏裤次数减少,有时整天也没有发生,有时有一两次。再嘱用五倍子研成细粉,涂抹于肛门口,一日 3 次,不久就痊愈了。

孩子幼小,使用开塞露刺激肛门口括约肌促进蠕动。强烈的蠕动过后,便会使蠕动能力减退。这种方法用于婴幼儿,其反面作用更是显著,痊愈就比较困难。此孩子用中药和艾条熏百会穴治了 1 个多月,如果不用收敛药就难治愈。又治一黄姓 6 岁小男孩大便黏裤,也是因大便秘结使用了泻下的中草药而致,后同样嘱以补中益气汤加减服用,并交代用艾条熏百会穴,每次 2 分钟,不到 10 天,症状消失。

两例相比说明:一是孩子越小,药物的毒性作用越大,恢复越难,因此做父母的越要小心。病例一的孩子只 2 个月,此时便秘,最好是用蜜煎导法,即将蜂蜜烧开,出水汽,冷却后搓成条状,塞入肛中,溶化后可通便,无任何毒副作用。二是基层门诊部的医生,应掌握多种治疗方法,尤其是针灸学知识和实践,极为重要。这孩子就使用了 3 种疗法:中药、针灸和外敷。只要针灸使用得当,有时候就能解决许多被认为无法治愈的疑难症。

现在西医出现的非主流医学,有许多疗法,大多数称为自然疗法。例如顺势疗法、饮食疗法、空气疗法、心理疗法、睡眠疗法、水浴疗法、森林疗法、阳光疗法、温度疗法、草药疗法、水果疗法、颜色疗法、颅骨疗法、按摩疗法、推拿疗法、针灸疗法、放血疗法、信仰疗法等。疗法就是治疗的方法。有的疗法很古老,有的很新鲜;有的很简单,例如阳光、森林、水果等疗法,只要三两句话便能讲明白;有的很复杂,很专业,掌握也很困难,例如颅骨疗法,据说操作者能在十多张纸下摸得出一根发丝。这些疗法都不用药物是它们的一大特色。这说明当前药物滥用,已成为人们健康的威胁。

医生要把病治好不拘于什么疗法。也就是说,生病求医对病人来说,只是为了把病治好。医生给病人治病,既不是为了研究,也不是为了诊断,其目的也只有一个,就是把病治好。做医生的,就不应拘泥于治疗方法。我认为,最好的治疗方法是不用任何药物。

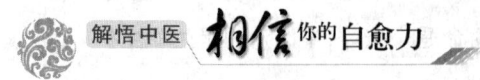

扁鹊治虢太子尸厥:"扁鹊乃使子阳厉针砥石,以取外三阳五会……使子豹为五分之熨,以八减之齐和煮之,以更熨两胁下……"这里使用了针刺法、药熨法和中药汤剂。3种疗法齐用,救了太子一命。我的朋友顾女士,感冒发热,我给处了解表的方剂,服药后体温反而升高,烦躁。根据《伤寒论》所述,用针刺风池、风府穴后,果然即解。所以,我认为学中医必须先学针灸,不仅有利于临床治病,而且能通过治疗,理解生命的真谛。如果中医不懂针灸,就不会是个好中医。

本书倡导多种疗法治一病是基于这样一种情况,医学常常把目的弄反了。病人求医,是要求把病治好,医生治病实际上是根据经验治病。老中医经验丰富,把握性稍大而已,谁都不能说有绝对的把握。说包治包好者,一定是个骗子。

从生命的价值来说,病人的生命价值与医生的生命价值是同等的。人权宣言第一条就指出:人人生而自由,在尊严与权利上一律平等。因此可见,每个人的生命是平等的,生命的价值也是平等的。既然是平等的,那么医生就没有权利把病人当试验品。医生虽然没把握,但作为社会的分工,他有责任做这个工作,而且应该尽自己的能力把这个工作做好,就是要想尽办法把病人的病治好。这就是目的的重要性。治疗只是一种手段,使疾病痊愈才是目的。因此,医学一定要把目的弄明确。

19世纪,美国医学界发生的一件与医学目的相反的事件,既说明社会的复杂性,也说明任何科学只要有经济利益的参与,就可能反科学,而且,会有许多人借科学的名义来反科学。这个现象,在医学中表现尤其明显。医生运用医学知识治病没绝对把握,而因医学而受惠的人却不少。它形成了一个庞大的得益集团。为了利益,就会不顾一切地反科学。"19世纪后半期,顺势疗法在美国非常盛行。1890年全美共有1.4万多名顺势疗法医生,即不少于15%的医生采用顺势疗法行医,新英格兰州及中西部等地的顺势疗法医生比例更高达20%～25%。当时全国共有22家顺势疗法医学院,100多家顺势疗法医院,1000多家顺势疗法药店。现今著名的波尔顿大学医学院、密歇根大学医学院、纽约医学院……""当顺势疗法在美国日渐兴旺之际,传统西医们在1846年成立了美国传统西医学会,该学会成立的主要目的是要与顺势疗法医学会宣战。"结果当然是传统西医打败了顺

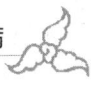

势疗法。"1910年洛克菲勒基金会聘请亚伯拉罕·弗拉克斯纳与多名重要的美国传统西医学会会员对美国所有医学院作出评审报告,而后将评审结果递交给国家医疗牌照委员会,使牌照委员会按照评审的结果来确定考生资格。这份名为《弗拉克斯纳报告》给了传统西医医学院极高的评价而给顺势疗法医学院极低的评价,目的就是要排挤从顺势疗法医学院毕业的学生,使他们不能参加医疗牌照的考试……1910~1923年短短的13年间,《弗拉克斯纳报告》成功地清除了20家顺势疗法医学院,即原有的22家顺势疗法医学院到了1923年只剩下两家。""《弗拉克斯纳报告》主要的'清洗'目标,除了顺势疗法医学院外,还针对当时的黑人医学院和女性行医。报告成功地将7家黑人医学院中之5家消除和减少了33%的女性进入医学院和从学院毕业后行医。"(陈树祯《顺势疗法》283页,中国环境科学出版社,1999年7月)

九、阿是穴与阿是治疗

(一)《孙思邈》与阿是穴的故事

针灸治疗中的阿是穴,效验特灵。我常常想,阿是穴的发现,确实是个大贡献。然而是谁发现的呢?有朋友从旧书摊购得秦凤岗编写的《孙思邈》(四川少年儿童出版社,1990年12月),我才明白原来是孙思邈发现了阿是穴。孙思邈是我国中医史上的名医,唐代人,著有《千金方》,号称"药王"。为纪念他,我国许多地方都建有药王庙。传说生病到药王庙祭拜后,就好得快。

有一次,孙思邈出诊,见"陈老大躺在席子上,昏迷不醒,已经到了只有出气没有进气的地步了。经过孙思邈的抢救,陈老大终于在半夜里醒了过来。他看见一个白眉毛白胡子的老公公在给自己治病,想坐起来道谢,谁知身体稍微一动弹就像刀割一样疼,头上沁满了汗珠。孙思邈疼爱地叫病人别动,又说'只要止住了疼,再吃几付汤药病就会好。'说着,他给病人扎了止疼针。针拔出来了,病人还是疼得发抖。孙思邈另选穴位又扎了针,仍然没有效验。他一个一个扎着古书记载的能止疼的穴位,疼还是没有止住。怎么办?孙思邈一时想不出办法来。病人在呻吟着:'哎哟……哎哟!'这声音,像支箭一样穿着孙思邈的心,他想:要是减轻不了病人的痛苦,我还算什么医生呢!他又想:针灸穴位难道只有古书中写的那些,就没有别的吗?孙思邈又考虑了一阵,问病人哪儿最疼。病人想指一下,但是稍微一动弹疼痛就要加剧,只是有气无力地说'左、左、左……腿'。孙思邈用手在病人的左腿上按着,边按边问:'是不是这儿?'病人摇了摇头。孙思邈耐心地又按了好几处,病人一直在摇头。当他按到腿关节右上部一个部位时,病人突然说:'阿——是——是这儿。'孙思邈将针扎了下去。病人的表情渐渐舒展了,他抹了抹满头的汗说:'先生,你这一针真神呀——针一进,我浑身一麻,就不那么疼啦。'他抬头瞧了瞧扎针的部位,好奇地问:'这叫啥穴呀?以前给我看病的医生从来也没有在那儿扎过针。'孙思邈笑了,额上的皱纹展开了,眼睛笑得眯成两条缝,乐呵呵地说:'你刚才不是说阿——是吗?叫阿是穴好了。我要把这种疼点在哪儿就在哪儿扎针的办法再试几次后,写进我的那本书里。'"

孙思邈曾与唐代著名的针灸名医甄权、甄立言两兄弟结为忘年之交。那时候两甄年已九旬,而孙却未过半百。孙思邈发现阿是穴的时候已须眉皆白,说明在两甄之前的针灸书籍中,还没有阿是穴的记载。孙思邈针多次而无效,后发现阿是穴而一针成功,说明中医临床就是一个不断学习的过程,做中医,决不应治疗失败而怯场。孙思邈认为"天地有可消之灾,形体有可愈之疾",也就是认为,无论在什么时候,没有不可以治疗的疾病,就像天地的灾害一样都可以消除。做了医生就应该认为:"没有治不好的疾病,只有没本领的医生!"中医生是个永远背十字架的医生,行医永远是个学习的过程。

西医治病,有规则,只要按规则做了,治不好,没有心理负担;中医治病,没有规则,治不好,就应该认为是自己的本领不好,需要继续探索。如果中医对自己治不好的病没有这种心理负担,他就成不了好中医。

阿是穴似乎告诉我们:"身上的病在这里,该在这里进行治疗。"它还告诉我们,人的生命,有很强大的自组织能力,能自己消除疾病。这种能力不是医生能做到的。所有的疾病,之所以能痊愈,就是靠这种能力。这种能力加强,病就好转;这种能力减弱,病就加重;这种能力消失,就是死亡的来临。这也是测定医疗好坏的标尺。因此,我得出如下结论:凡是有利于生命自组织能力的治疗或用药方法,就是正确的;反之,则是错误的。

(二) 阿是穴与经络学说

在针灸治疗中,对付疑难病有一个特别有效的穴位,名叫阿是穴。阿是穴没有固定的位置,是一个敏感的压痛点。人生了某些病,一般都是体内某些地方不舒服,或疼痛,体表某处会相应出现一两个压痛点,即一些特别敏感的地方(一般的是压痛)。按这些压痛点,会觉得体内的病痛有轻松感。这个点,就称为阿是穴。阿是穴又叫天应穴,意思是指这是按上天的意思来治疗这个疾病相应的穴位。

并不是所有的疑难病都会产生阿是穴。但是,如果有人生了某病后,发现阿是穴,采用针灸治疗是最省心的。阿是穴当然不一定因疑难病而产生,一般的疾病也时有发现,也应该加以利用。因为,针灸治疗不仅效果卓然,而且避免了药害。

人有了疾病,大多数的表现是疼痛。所以,我们通常讲治病的目的是为解除病痛。病与痛总是联系在一起的。体内发生疼痛,体表上如果发现压痛点,针刺或按压,体内的疼痛很快消失,这个方法就叫阿是治疗。

有许多体内的疾病,体表上发现了压痛点,或有其他特异表现的,利用这些体表点进行灸治,或针刺、指压等,使体内疾病得以痊愈的,这些特异的地方,称为阿是穴。阿是穴似乎在告诉我们,体表有一个很好的治病穴位在等待"指令",随时准备发布、放大与疏通生命的信息。体内无法排除的毒素,或无法自我调整的某些功能障碍,根据不同的需要,以外发压痛点或不同的外科病来表达。阿是穴是中医"以痛为腧"的最好说明。"以痛为腧"的意思是哪里痛,那里就是穴位。

中医认为"不通则痛"。人体内有许多经络的"气"(称为"经气")在不停地循环。如果某一些地方发生障碍、阻滞,就会相应地产生疼痛。这个地方为什么会发生经气运行障碍、阻滞?因为出了毛病。汽车的油管被什么东西塞住了,车开不起来,但它不会疼痛。疼痛是生物活体所特有的现象。油管阻塞是毛病,疼痛不是毛病。对人体来说也一样,某处发生了疼

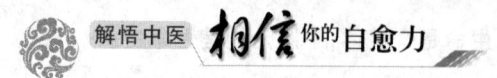

痛不是毛病,毛病是那个地方的阻滞不通。

阿是穴为什么能这样迅速地消除疼痛呢?我认为阿是穴接受外来的刺激后,经气的活动被放大,疏通了被阻断的经气,于是通了。经气的阻滞不同于血。血是可见的物质,经气是不可见的功能。我所说的阻滞是中断,接不上去的意思。阿是穴受到了刺激后为什么就马上通了?这说明人体经络、穴位,是一个很复杂的系统。这个系统里又有一个独立的、自救的小系统。当经气运行受阻,针刺阿是穴就是它早就设置好的自我解救的方法之一。

古代人类还没有医学,因为生病而产生疼痛。有疼痛就会想按摩,于是发现了压痛点的按压能消除疼痛。随着治疗经验的不断积累,有些高人就结合阴阳术数理论,进而推导出经络学说来。我们的先人,才写出了《灵枢》这部巨著。这是中华民族独有的文化遗产。

(三)阿是治疗显示生命的自组织能力

笔者临床运用阿是穴治疗类风湿关节炎或网球炎等,十分有效。类风湿病一般的都在手指、脚趾的小关节发肿痛,时发时愈。发多次后,关节变形,活动障碍,人就变成了残废。西医治疗,大多是激素和止痛的药物并用,疗效不好,且由于常用激素会影响内分泌,致使紊乱;止痛药用多了,易发生胃肠溃疡。类风湿病发作时,指(趾)关节肿胀,周围会按到压痛点,只要用米粒大艾绒灸一二炷,外敷消炎药膏,很多人1周内肿胀和压痛会自然消失。如果另外的地方又发肿痛,再灸。再发再灸,直至不发。类风湿病是西医认为的胶原性疾病,还没有发明有效药物的疑难病之一,但是,我们可以使用简单的阿是灸法,很多人就能因此痊愈。

有人以手举物时,觉疼痛不便,会当风、伤,去找伤科医生治疗。医生按肘关节部位突出处,或腕关节突出处的骨膜表面,发现十分敏感的压痛点,伤科医生称之为网球炎。这种病只要在这个压痛点上用米粒大的艾绒灸一二炷,一些人就立时感觉疼痛消失,活动如常,也有一些人需要过几天才能痊愈。有不愈者,我觉得可能是穴位灸不准,或者有其他原因。我在临床治疗中,觉得无效者不多。

阿是穴显示人体自身的强大的自组织能力,其一部分就用于应对许多功能性的疾病。因此,当我们觉得有某种疾病的时候,不要草率用药,多多注意自己体表的阿是征象。如发现压痛点,最好采用针或灸等外治法,可以减少和避免药物的伤害。

现在的耳针测病就是阿是穴治疗的发展。人们发现,耳轮中有一个像蜷伏在子宫中的婴儿。这个婴儿的每一点,都与人体的某一些部位相对应。在耳轮上通过电阻探测仪的小小的针头,测得某个特别敏感的点,这个点既可以用来判断相对应部位的疾病,也可以用针刺来治疗这些疾病。这个现象告诉我们:①人体的整体经络系统是由若干小系统构成的;②这些小系统与整体构成相对应的联系;③这些小系统里同样存在着阿是穴现象,不过,它的感受更微小,更难发现;④如果我们能够借助强敏感仪器,不仅可以探测和发现全身的小系统和它们的"阿是穴",对针灸治疗一定很有帮助。

我曾在《中华医学研究杂志》上发表了"阿是治疗和阿是效应"这篇文章,由阿是穴的产生联想到疔、痈、疖等外科疾病的形成机理。我发现西医治疗这些外科病形成初期几乎束手无策,要等到完全腐烂,才切开引流。机体不仅长时间的痛苦,还带来人体组织的大量损耗。虽然他们认为是脓球菌感染的,以显微镜来检查也许确实有这种病菌,但为什么抗生素在初期如此无效,是值得深思的。痈是蜂窝组织炎或深层肌肉溃疡,发生期间痛得很厉害。始生时,皮肤上起一粒疮点,头上如白色水泡状的脓液,动之有根,发痛连带他处。如果我们能在此时用艾绒灸几炷,它就不会再长大。再如生疖。疖子是一种很顽固的外科病。有叫扁担疖的,部位都在肩部,农民发得多;有叫九子十三孙的,多发在颈后一带,闻其名就可知道它是一种纠缠不休的顽症。有的人接连不断生了好多年。刚起只一个疮点,渐渐肿大疼痛,完全腐化出脓后,疼痛才减轻,但第二个又上来了。有时候一连发二三个。如果我们能在红点刚发出时用艾绒灸一二炷,就不会再肿大发脓。再发,再灸,不发为止。这个现象,给我们带来一个值得思考的问题:病菌到哪里去了?为什么发不出来了?我认为,这就是阿是现象,是人体机体巧妙的、有意的运用经穴安排,借发痈的疼痛,来激发自身的调整能力。而灸治,则是采用更少的疼痛和机体体表的组织牺牲,以替换较重的疼痛和机体肌肉损耗。(中医术语谓之"以痛为腧"来恢复健康)这就是中

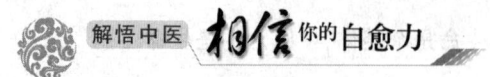

国人所发现的经络与穴位的作用。几千年前,中国人著成了《灵枢》这部巨著,现在谁也想不出在那个落后的时代,人们是怎样勾画出这样一个完整的人体自我防卫系统的?怪不得梁漱溟先生说,先秦文化是人类文化的早熟成果,实在不错。

利用阿是穴治疗和它的疗效证明,人体内部有一个极强的、具有自动调节的系统。阿是穴是这种调节活动选择的一种结果,应称为阿是安排。利用阿是穴,不仅治疗效果好,还避免了服药、注射、手术后所潜伏着的隐患。阿是治疗说明内病外治法是所有治疗方法中最好的方法。清代有个名医吴师机,就是个外治能手。他治疗许多内科疾病,都采用外治法愈病。外治愈病比之药物治疗,有莫大的好处。药物不管怎么使用,对人体或多或少总有一些伤害。而外治法,即使要用一些药物,被体表吸收的数量极少,人体只需使用极少的解毒能力,就能排除,基本上不会造成药物伤害。更重要的是,它是一种"界面医学",即药物没有直接进入身体内部的病灶,所以与疾病不是直接对抗。

读者诸君一定要相信,我们的生命中有极强的自组织能力。阿是穴的出现,就是证明。你被刀划破,皮肤出血,血会自然止住,皮肤会自然愈合,然后会长出新细胞,使伤口的疤痕完全消失。这就是生命的自组织能力,也是外科手术成功的必要条件。如果生命失却这种能力,后果可想而知。本书告诉大家,我们的生命有着这种能力,它就是我们之所以能活着的原因。

十、胃痛治愈记

我妻子家中有弟妹六人,岳父是个油漆工,在温州打工,维持家庭生活。家中只有少量薄田,生活贫困。内兄是个老大,除了岳母,他也算得是半个管家。尽管困难,我的岳父、母生成一付硬骨头性格,靠自己的节俭艰苦度日。记得岳父与我说起,第二次世界大战,日本人打到温州,他回家无事可做,表侄阿龙给他介绍了在离家3千米的地方一件漆棺材的活。我内兄给他送午饭,落雪天没鞋穿,只能赤着脚走。那时候他家里一天到晚是三餐薄粥。内兄还只有七八岁时,有一次家中有比较多的米,便煮了一锅干饭。虽然没有菜,他吃着饭,津津有味,便跟我岳父说:"饭真好吃。"我岳父听了他的话,说自己泪往肚里流。

内兄在这样的环境里,生就勤劳节俭的习惯。改革开放后,他的二子三女都成家立业,家境也好起来了,但他的节俭的性格却没有变。家中有多年的陈米,还是一顿接一顿地煮着吃。剩饭剩菜,发馊了,也舍不得倒掉,照吃不误。我看过报道东北的毒米事件,说那些米都是陈了多年,不宜食用的。这说明陈久了的米含有一定的毒素。后来,他膝旁长出了一个痛,没有发出脓,就隐伏了。表面压之微痛。此后,胃中痞痛,食量逐日减少。一天晚上,疼痛突发,辗转不安。我知道他的性格,非到万不得已,是不愿意治疗的。他儿子把他送到我家,我立即送他去做B超。检查的医生说幽门口见一团块,但不像癌肿。医生怀疑是食物,然而他已10多天没吃饭了,近两天则是全没食物入口。

回到我家,我诊他脉象沉紧,自觉恶寒,手足冷。开了一帖补气托毒、温中逐寒的方子,便到自己的诊所去了。我妻子煎好药侍候他喝了下去,他觉得自己的疼痛立即剧增,来电话问我怎么办。我吩咐把药倒掉,不能再服,回家再诊,于是醒悟用药错误。恶寒、手足冷是热厥,不是寒厥。我误为寒象,用方错误。热厥的意思是里面有热,外面的表现却是怕冷,手足阴凉。这是因为热阻阳气,不能透达四肢;寒厥的意思是阳气损耗,外面的表现也是怕冷,手足阴凉。外面的表现都一样,而实际的情况完全相反。如果用药错误,会立即起到相反的作用。幸亏他体质素来壮健,才会对用药错误反应快。我改为清热、补气、解毒的药方,他服了3天,大便下脓血,慌了,打电话给我。我问:"舒服不?"他说:"觉得不痛了,精神好。"我说:"好现象,不理它。"此后,就没有再吃药。

身体里每天都会产生毒素,通过排泄器官排出去。排不出去的毒素,积累多了,就会发为外科疾病,叫做疔、疮、痛、疽、瘰、疬等。里面的毒向外发,表明生命在保护自己,想方设法排毒外出。至于为什么会有不同的形式?是因为每个生命的不同能力,含有的毒素内容、数量都不一样。即使含有的毒素数量一样,每个生命解毒的能力强弱不同,治疗的方药就有所不同。每一个病人都应该相信自己的生命,会做出最好的安排。生命像一

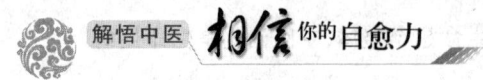

台自动运算的电脑,把这些数据合起来计算,要采取一种最好的方式排出这些毒素,才会发生各种不同的外科病。如果以手术切除,除了带来创伤,身体里面的毒素,却没有消失,而创伤却会损耗生命的自组织能力,使其容易变生其他疾病。因此,只有补气(培元固本),托毒排毒,外用草药拔毒,才能真正除根。

十一、腹痈内伏治愈记

胡某70余岁,五更时开始发热,白天体温逐渐升高,下午三四点钟达40℃,神志昏迷,谵语连连。住某医院输液、抗感染10天,花了近2万元,热不退。她的孙女请我到医院出诊。这天已是午后,我去看时病人还是半清醒、半昏迷状态。我见腹部有一块黑疤,知道这是痈症内伏。

痈内伏的意思是指生痈本应红肿,然后化脓破溃,可外用草药拔脓就能治愈。如果病人气虚血少,痈化脓难,就需要用中药黄芪、党参、白术等补气补血,托毒排脓。如果痈面的颜色黯淡,说明寒化,是阳虚,要加用温热药扶阳驱寒。如果用药后痈处转红肿,这是由阴转阳,是好转的迹象,托毒、拔毒后就会很快痊愈。现在病人的腹痈不见了,仅留下一疤,说明气血虚衰,毒素侵入血液。但生命保卫自己仍有能力,发热才呈现夜退日高的现象。高热导致神志昏迷,中医叫做邪入心包,用药必先开窍护心。开窍的意思是指保卫神志意识的清醒,才能有序地组织抵抗。中医认为人的神志意识是心来主宰的,所以清神就是护心。现在有人认为中医的这种讲法不科学,说人的意识在脑而不在心。然而他不知道中医的讲法只是指功能,而不是具体的器官。反过来说,现在讲的心理学也是指意识的活动,为什么不叫脑理学呢?

这个病我用了安宫牛黄丸开窍安神,犀角地黄汤清热解毒,再加补气活血,服两帖热退出院。出院后病人每天下午仍有低热,早上则降了一点。这种热叫做阴虚潮热,是热病久了退后阴虚,我用青蒿鳖甲饮两帖即消失了。我发现一些高热久了,中医不管是什么病名,例如感冒、脑膜炎、胸膜炎、肺炎等,热退后发生这种现象的,就用这种退热的方法。中医不管什么病名而专管所产生的"证","证"的表现是高热损伤阴液。青蒿有芳香解暑除余热的作用,鳖甲有滋阴降火又清热的作用,如果气虚还可以加黄芪、党参,随病人的身体状况进行加减,实在是张好药方。

人体发热是一种自我防卫现象。毒素进入血液,生命把体温升高是为了加强代谢活动。消炎药消不了炎,因为不是什么炎症。退热药也退不了热,是因为它不能排除毒素。排除毒素靠生命的自组织能力,因此,意识清楚是最重要的。意识是生命的指挥部。指挥部混乱了就是指挥失灵了。所以,首先要清理指挥部,与之同时加强解毒、排毒的药物才能退热。这样的高热不退,如果久了,生命的这些资源消耗完了,也就没办法了。因此,应该使用清神益智、清热解毒的药物。现在许多人都认为发热就是炎症,只要用消炎药就行,而不知道很多发热现象是生命的自我维护,见发热就退热,实质在损害自己。有的人退热后确实不再发热,那不是退热药的功劳,而是体质好,得到了暂时休息而恢复的。

生命的自我维护能力与那些微小的微生物生命相比,是很强大的。因为,人的生命是一个和无数亿的细胞与微生物在一起的信息体,是一个随时进行自我调节的复合体;而微生物是一个只有短暂生命的信息单体。我们已经与它们相处了一个很长的历史时期,懂得如何处理与解决它们的侵入问题。相信自己,意识清醒,也就是指挥部稳固,就能保卫自己。

朋友们,你们一定要懂得这样的常识,十分重要。

十二、犀角地黄汤治脓疱型银屑病

病史简介

陈安邦,男,1996年出生,湖北武汉人。

2003年首次发现身体局部有红色小斑点,位于颈周围,并逐渐形成脓疱。期间患处皮肤有瘙痒感觉。

2004年在咸宁195医院皮肤专科门诊就诊,当时医生开出了院方调配的药膏和药水涂抹,基本康复。但是1年后身体皮肤再次发现上述症状。

2006年冬天,病情急速恶化,全身布满红色小脓疱。身体状况非常差，出现厌食、贫血等症状。经武汉市第一人民医院皮肤专科切皮化验确诊为急性多发性脓疱病（银屑病），经1个月的住院治疗，基本达到了临床痊愈。出院时院方诊疗方案是继续服用甲砜霉素控制病情，继续服用了3个月。但是，由于此药毒副作用非常大，对孩子的造血功能有损害，因而停了药。停药后又再次复发，每次都是服用上述药物才能控制。

2007年，孩子的父母带他到上海华山医院、上海长海医院、温州医学院附属第二医院接受治疗。治疗方案基本与武汉市第一人民医院的方案相同，但是在温州医学院附属第二医院开出的药为阿维A方希，据说是一种激素，孩子服用此种药物也有严重的副作用，主要是肝功能、肠胃、血液方面都出现明显的不良现象，手指、脚趾甲根出现溃烂，有个脚趾甲还因此而拔掉。同时发现因为服用此药物严重影响了身体的生长发育。孩子在学龄期，为了治病，3年不能上学。由于发病期间皮肤瘙痒、化脓、溃烂等现象，给患儿心理和生理上造成非常大的伤害。与此同时，病情复发的频率越来越高，复发的周期越来越短，用药量逐渐增加。两年多的治疗过程得出的结论是，必须牺牲孩子健康服用阿维A方希来控制病情，这样的结果实在无法接受，同时对于孩子来讲更是难以承受如此的煎熬。

万般失望和无奈中，在2008年6月，通过朋友的介绍，来到温州著名老中医潘德孚先生的家里。经过老先生1个月的精心治疗，全身基本没有脓疱了。老先生并嘱逐渐减少西药的使用量，再继续治疗3个月。现在中药基本已经控制了病情，西药就全部叫停，身体也没有再出现溃烂现象。原来因服阿维A方希出现的手指、脚趾甲根溃烂，也都痊愈了。孩子的吃饭、大小便、生活都正常了。唯一的遗憾是3年的学龄期误了，学习跟不上去，要请家教老师"吃小灶"。多么好的结果和希望呀！中医的治疗给家里人带来了信心，更使我们全家人明白中华医学的伟大。

还要讲一讲治疗的费用，据我所知，孩子住武汉市第一人民医院1个多月，住温州医学院附属二院1个多月，加上上海几个医院的治疗和路费，就用了4万多元钱，他父母都打工也不够花费。但潘医生3个月的药费合计不到700元。中医治病效果之好，费用之低，现代西医真不能与之相比。

现在，孩子的身心逐步恢复健康了，皮肤也恢复到正常状态，孩子上学了。不过，我们家人还是觉得存在阿维A方希依赖的威胁，害怕反复。所

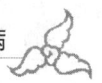

以,还在继续治疗和巩固,非常感谢这位老中医啊!

孩子的姑妈陈美华
2008年10月20日

陈美华女士在温州某企业担任管理工作,仅高中毕业,就能成为知名企业的高级白领,若不能干不聪明是做不到的,但其对医学可谓一窍不通。3年前她回老家,碰上侄儿得了这病,便马上送武汉市第一人民医院皮肤科治疗。结果如前所述。

孩子是武汉市人,12岁。2003年6月28日初诊,身上都是脓疱。据他的姑妈说他是个早产儿,8岁时突发全身性脓疱疮。其姑妈带他去武汉市第一人民医院皮肤科住院治疗。沐浴时全身脓液结痂的表皮被浸软如衣服一样脱出,从手心到脚底,没有一处有完好的皮肤了。住院期间,医院给他用淀粉浴,每天进行了一系列血液化验,同时也做了活皮化验。在住院的前几天,反复发作,后在医院医治了1个月时间,身体也有所好转。由于住院费用比较大,后来建议回家用药控制,所以医生建议用甲砜霉素控制,但是要定期检查肝功能和造血功能,住院1个多月,只略见减轻。由于甲砜霉素毒性太大,停服后即复发如初。医生也没有别的办法了,于是到外地治疗,先后经上海华山医院、上海长海医院、温州医学院附属第二医院等医院的皮肤科治疗。在温州医学院附属第二医院的皮肤科,也住了1个多月。但是,这几个医院用的都是同一种药——阿维A方希,据说是一种激素。用药后,皮肤上脓疱仅略见减少,不能完全干净,只要停药,便立即复发增多。医生还告诉患儿家属,说此药会影响孩子生长发育,使孩子长不大。但家人有什么办法?不吃药就会发,也只能这样勉强过。

孩子的父亲在乐清市打工,老板的妻子是我一个老工友的女儿,问我全身长脓疱这样的病能不能治。做中医的不同于西医,没治过的病当然不能说自己能治。我说可以来看看。反正,无论什么病对中医来说都是不同的,不应该说自己就能。但从另一个角度来说,中医内科却能够治任何一种病。中医认为:没有治不好的病,只有没本领的医生。也可以这么说,中医的四诊八纲,统治百病。既然做了中医,学了四诊八纲,治不好病是自己没本领。因此,必须继续努力学习;而西医却不是这么想的,他们想的是,治不好病是书本上没有,或者是没有药,当然无法治疗,心安理得。这就是中医与西医的不同。

据说,西医书本上有这样的病名,叫做脓疱性银屑病,可是,医学治疗的关键不是有没有这样的病名,而是能不能治好这样的病。现在有一些人发现了一些症状首先就想到是什么病名,以为知道了病名,就有办法可治了。为此东找专家西找教授,花了不少钱找得病名,但治疗却没办法——竹篮打水,白忙一场。

做基层医生之难在于时时刻刻会碰到意想不到的疾病,并非只有做手术的病,或者只有细菌感染的疾病。而且有很多疾病不仅没有仪器可以诊断,也没有药物可以治疗。有的疾病还需要运用多种治疗手段才可获得成功。我认为,做基层医生必须掌握多种疗法,不应该被某种疗法所限制。世界上疾病的疗法如此之多,皆是因为每种疗法都有它的局限,不能以偏概全。医生治病的思想应该是开放的,而不应该是封闭的。

对照上述,我觉得中医学的伟大,是因为它是开放的系统,作为中医生,从不排斥和拒绝任何一种有效的治疗方法。

孩子来我处看病时,服着西药阿维A方希,仍有半身的脓疱。而且,有好几个脚趾甲根腐烂出脓,据说是服药后的副作用。有个趾甲还做了拔甲手术。现在孩子不仅身上的脓疱好了,脚趾甲也正常了。要是问我用了什么药方治好这孩子的病,答案是犀角地黄汤加味。此方本只有4味药物:犀角(水牛角代)、赤芍、丹皮、生地黄。因为有脓,我加了蒲公英、金银花;因为病久,我加了黄芪、党参;因为病在皮毛,我加了桑皮、薏苡仁、地骨皮。还嘱孩子的家人,去采集灯笼草煎汤洗身体。那时候,正是灯笼草收获的季节。家人采集了很多灯笼草天天浸泡,不到1个月,皮肤光生生。此后,我每次均给药1周,并嘱咐其家人逐渐减少西药用量。但每次减药后,头两天都会发少许脓疱,继续服药便减轻。如此反反复复治了近4个月,才把西药全部停掉。现在还继续服中药,身体上左腋下还有极少数的脓疱,不知何时才能完全摆脱西药的毒素影响?

孩子后来虽然没吃西药了,但身上的疮痂,仍然在逐渐增大,现在不知怎样。激素类药造成的后遗症如何摆脱,我却没有办法了。我的想法是待天热后,采用草药敷洗、坐浴,或许可以治好。

第二部分

悟出道理：医生临床，是帮助病人策划打胜一场维护健康的战争

医生临床面对病人，不仅是向病人说明他生的是什么病，而且是帮助病人打好一场战胜疾病的战争。应该看到，在这场战争中，病人的自组织能力是主体，它正在努力克服疾病给它所造成的伤害。这种伤害，有生理上的，也有心理上的，而且，是以心理为主的。因为，所有的病理表现，例如发热、疼痛、呕吐、泻泄、眩晕、痒麻、胀满、失眠等，都会使病人感到痛苦，造成病人的心理伤害。而心理伤害，例如恐惧、悲观又减弱了病人对疾病的抗争能力。医生自然而然地做了病人的高参。这样的高参，首先自己有正确对待疾病的态度，才能帮助病人战胜疾病。

中医的四诊八纲，就像是全面收集各种各样的信息；中医用药处方的君臣佐使，就像布阵排兵。处方后，还要告诉病人，什么药先煎，什么药后入，服药的方法，服食的禁忌，都不可缺。比如我发现，痉咳的病人，必须禁食糖类半个月，如果犯禁，用药就无效。咳嗽的病人，大多数不能食虾蟹，犯禁，则咳嗽增剧。中医治病，并不单是用药，而是把自己知道的、可以有效的方法，能用的都用上。张仲景在《伤寒论》中太阳病的条目下，对发热用药后效果不显的病人，用挑刺风池、风府两穴而解的方法。这个条目说明，单纯的药物解决，也许会碰到某种特殊情况，并不是用药无效，而是需

要疏通某些经穴经气,才能取得相应的效果。但除此之外,却同样启示我们,医生治病的方法和手段,是务使病人速愈,不应固执某一种方法——病人不应该是医生的试验品。

一、阳和汤使用经验

(一)阳虚失眠症

中医汤方的名称,有的就是定义。定义的意思就是用最少数的字,表达这个词的全部意义。阳和汤只有3个字,表达什么意义呢?

中医治病讲阴阳平衡。阳和,就是用阳气来讲和。生了病,阳气不足,阴寒就盛起来了,叫做阴盛阳衰,变生出很多疾病。但没有阴气也不行,因此,就必须增加阳气来和解,不能一味来助阳。这说明药方是热性的,又是温和的,可以用来补阳,又不会伤阴(也就是不会干燥生火)。这就叫阴阳平衡。一天,我的一陈姓朋友找我看病,诉说自己失眠很久,很怕冷,服热性的药不行,会牙龈出血。服一些安神镇静的方子,一点效果也没有。吃镇静的西药,又怕久了会产生依赖性,成瘾,易发早老性痴呆。

那时候天气并不冷,他觉得自己衣服也穿得暖暖的,比别人都多,却冷得牙齿打战,四肢都发僵,按之确实凉手。被盖得很厚,也没有用,因为这冷好像是从骨头里发出来的。看他的脸,长着一个黑眼圈,是失眠久了,微循环障碍,熬夜通宵的人常有的。我给他处方用阳和汤加活血药。服5帖后,他才觉得有一点好转——怕冷减轻,睡眠稍好。他有了信心,继续服了二三十帖,大有改善。他说自己已70多岁,10多年来都没有性欲,阴茎萎软。服药后,却突然发现早晨有了勃起。70多岁重新有阳举现象,意味阳气得到了补充,是寿命增长的征象。人人都想长寿。这对于一个老年人来说,是大喜的信号。《黄帝内经》说:"阴平阳密,精神乃治。"阴平,指的是阴液平和,充足;阳密,指的是阳气紧密,运行的功能有力,血液就不会停滞。现在病人表现的是怕冷,证明阳气不紧密,才会失眠。血液停滞在微细的血管里,表现在脸上,就见到眼圈瘀黑,加剧了失眠状态。阳和汤温阳,桃红四物汤活血祛瘀,两者合用,故能治失眠。病人如果使用有镇静作用的西药,只能暂时抑制,失眠确实给治好了,但根本原因没有解决,就越来越严重。因为,疾病是动态的,进行式的,会不断加重,今天是五分,明天会是五分半,对镇静药物产生了依赖,导致相同的药量治不了。每天都必须睡眠,也就需要慢慢加重药物量。药物总是有毒副作用的,长期如此,就容易造成药物中毒。

(二)髋骨天冷疼痛症

最近,我在温州市中医药学会门诊部碰到一位只有37岁的男子,是南通人,在温州做生意。诉说自己这七八年来,每到天冷,就会发股骨疼痛。每次发作,痛势很剧烈,卧床不起,动一动,痛连骨髓,连小便也得躺着,每次都要躺上10多天。这几年来到处求医,去过很多医院,找过很多医生,曾在温州某医院里输液,一次都要好几百元,连续1周,没见任何好转。只要天气转热,就不会发作。平时身体都好,没其他疾病。

像这样怕冷喜热的疾病,就是阳气不足。但年轻人给他用热性的药物补阳,就容易引起阴虚火旺症。我也给开了阳和汤,加用了北京同仁堂产的大活络丸,先后诊治了七八次。今年最冷的那天,他说发生了一点点痛,心里害怕,只恐又要发作,但一闪而过,没见发作。这次过年,高高兴兴回家,还把我的一本书带去送给我的一个南通朋友。

阳和汤这张方里有很多温热的药物,为什么温热而不生火?因为方中施用了大剂量的熟地黄。熟地黄补肾养血滋阴,把方中所有的热性药中和了。明清四大家中有个张景岳,绰号叫张熟地,最善用熟地黄。他创了一张方叫金水六君丸,其中就有大剂量的熟地黄。曾有很多医家认为大剂量的熟地黄太滋腻,不宜痰多的人。然而,我曾用此方治哮喘咳嗽,痰多喉鸣,效果很好。但病人必须有极度怕冷,寒自内发的症状。寒自内发就是给医生证明病人肾中阳气不足,虽然痰多也不碍事。中华民族传统医学确实是个取之不尽的宝库。

(三)夜半骨痛症

阳和汤是古人的验方,只有7味中药(鹿角胶、炮姜、麻黄、白芥子、肉桂、甘草、熟地黄），它专治阳衰阴盛之症。怎么诊断阳衰阴盛呢？疼痛发于夜间，阴寒最盛的时候；疼痛遇寒冷而发；疼痛发时自觉冷痛彻骨；肿块不红、不热而肿硬等。病人平时都很怕冷，喜欢温热。

  我的大姐是武汉同济医科大学流行病学教授，3年前曾患过乳腺癌，应用过化疗。这次来电话说，半个月来夜睡骨头疼痛，白天如常。这次她看了两个医生。一个说她缺钙，可是，她服一种进口的钙片已经多年；另一个说她可能是癌细胞转移，癌细胞在骨里分裂，造成神经痛。这样的诊断值得思考：如果缺钙判断是对的，她已经服了多年的钙片，而且是美国产的。说明即使讲对了，治疗方法却没有，因为所补的钙没有被吸收，白扔了；如果缺钙的判断是错的，只是一种猜想，作为"科学"的西医，为什么会不科学的诊断？大姐没有想：医生为什么会作这样的推测？这种推测的不科学性根源为何？我建议她应该停止再吃钙片。她却反驳我说，姐夫和她女儿都在吃，而且觉得效果不错。我想，姑且把姐夫和她女儿吃钙片都当成效果不错，也无法证明她自己就可以吃。即使可以吃，为什么没效果？

  当然，钙片并非毒品，服后真的被吸收，血液含钙量太高也不是好事。因为人的血钙太多，骨质容易脆化，容易折断，等于与缺钙一样。血钙过多，又会影响其他微量元素的含量比例，使血中的微量元素配比紊乱。这种紊乱的结果就是电解质紊乱。这就是"矫枉过正"造成的危险。过去西医发现了维生素，认为它是人保命的圣药，大肆宣传后，又把几种维生素合成的药叫做维他赐保命，迷惑了不少人，至今还在市场上流行。许多医生在临床就乱开乱用，于是，有许多人发生了维生素中毒。如今治疗中一个致命的错误，就是不相信人的生命有自我平衡的能力，总是想用外力来阻止疾病。许多诊断仪器，测定某种数据，就拿来作治疗的依据，例如高血压、高血糖、高血脂……，都犯了知其一，不知其二的错误。西药中降压、降糖、降血脂等，都存在着危险的后果。中医认为要"中病即止"，不可太过，也就是治病只可点到即止，不能矫枉过正。

  大姐说要去测一测骨密度，就可以知道是不是缺钙。其实，她并不知道现在的骨密度测定并不准确，不能作为治疗依据。有哪一个老年人骨质不疏松的？现代没有这样的标准：年龄多大，骨密度该是多少。不同的个体，骨密度也有所不同。不可能要求老年人与青年人一样。80岁的人难道要与20岁的青年人相同？人随着年龄的增长，骨密度也有不同；不同的个体，骨密度也是不同的；不同的内分泌条件下，骨密度的要求也是不同的。这才是科学！

有医生则说她可能是癌转移。理由是癌细胞侵犯骨头会导致疼痛。我想：如果是癌细胞转移，为什么要拣时间来发疼？我告诉她我不会治癌，也不会治缺钙，但是我能够治她的疼痛。我给她处方阳和汤5帖，服3帖后，她觉得疼痛位置发生了变化；5帖后疼痛消失了。她来电话说："中药真灵！"

（四）阳虚癃闭症

10年前的七八月间，我的妹妹叫我到某医院出诊。说我的妹夫早晨在翠微山烈士墓前挂鸟笼，不小心一脚踏空，从坎上摔了下来，跌得昏迷不醒。他在某医院住了1个月，现在却排不出尿来。医生给他插导尿管，时间久了便感染；拔掉，又不能排尿，只得在他的少腹插上一空心针排尿。我去看他时，见他谈话仍然正常，脸色有点发青，身上盖着棉被，说自己全身冷如浸水一样，从颈下直至少腹，寒自内发，饭也吃不下了。这样的大热天，我穿着汗衫还汗淋淋的，抚他身上，没一丝热气，脉象沉细，这是阴寒盛极。中医的治疗办法是用温热的药物，叫做"益火之源，以消阴翳"。我给处了阳和汤，把方中的鹿角胶改为血茸，再加别直参。药进寒退，饮食渐增，全身也逐渐暖和。历1个月，才开始自行排尿。排尿量也随着逐渐增加。出院后，仍继续服药，直至痊愈。

这是阳虚癃闭，治法用药与上例气虚完全不一样。这叫做同病异治。现在有很多人认为，中医只有个案，没有通例的道理，也在于此。原来他们不知道同样的病，在不同人的身上，就应该用不同的药。道理就在于生命不同。生命依仗它的自组织能力才得以生存和生活。因此，任何疾病都在体现生命自组织的调整能力。疾病的病灶只是一种表现，而许多人却错误地把它认为是根子，以为只要手术去掉病灶，就能治好该病，还称这种手术为除根术。这种误解，导致许多人急乎乎要求做手术。然而，很多人术后复发，健康与日俱减。这说明，概念错误，将产生许多误导。医学的概念错误，损害人的生命与健康。不该做手术的人做了手术，意味着健康的人变成了不健康的人。因为,手术不是开玩笑:新衣服剪开就成了破衣裳,胸腹腔打开后再缝合,岂能与原来的完全一样?

癃闭症最容易发生在老年人手术后,也许是麻醉药引起的。年老气虚,使用麻醉药使排尿功能失灵。有的人身体好,药性逐渐消失,会自动恢复。如果原本身体就不好,或者近期已经做过手术,又加年事已高,复原能力更弱的人,就容易发病。根据我的推理,此病可用五苓散为主方,再依症状加减。西医外科尤需学习这个汤方的应用,这就叫中西医结合。

老朋友谢某,70多岁,最近因感觉肾区微疼,害怕生了什么,去某医院做CT扫描,结论是肾囊肿。医生建议手术切除。他说医生暗示他如不用手术切除,就怕以后会变生癌症。他住院后我去看望,劝他不要做,但他听不进。术后发生癃闭,插了导尿管,拔了插,插了拔,半个多月无法解决,就叫我出诊。当时,他发热、恶风、微汗、少腹胀满、小便不通。这是一个很明显的五苓散症,服后发汗,果然小便即利。

上述的三个人,犯的是同样一种病——癃闭。对中医来说,这三个人出现的是三种不同的证。有气虚下陷,有阳虚尿闭,有太阳表证,所用的方药完全不同,原因就在于生命的不同。如果把人的生命比作一台活的机器,这台机器有很强的自我调整能力。当碰到某些障碍,就会进行自我调整。中医的辨证论治,就是根据生命的自我调整所表现出来的不平衡,用药物帮助它实现自我平衡,达到治病的目的。

(五)阳虚脊冷症

一位60多岁的妇女,诉自己常年背脊感觉寒冷,身上关节疼痛。经实验室检查,类风湿因子648单位。我给她处阳和汤,两周后来复诊,说背脊不怕冷了,类风湿因子已降至125单位了。其实,类风湿因子只是血液中的某种指标,完全不能作为疾病轻重的依据。笔者治一潘姓妇女,30岁,类风湿因子为70单位,但全身关节疼痛,每天睡醒时,手指肿胀,不能握物,病情相当严重。在某医院治疗1周,反而自觉症状加重,医生便打了退堂鼓,告诉她这是世界难题,没办法治疗。后来被我用中药治好了。

二、救急的中药方

（一）大陷胸汤

许多人对中医不理解，都以为急症必须找西医，这是误解。中西医都有认识和治疗的局限，一种错误的认识往往会误掉生命，而生命却是最宝贵的。中医学中有一些治急症的方药，与西医一样，能挽回生命的。中医治急症的药方都是很厉害的，用错了的话，会送人性命。所以，胆子小的人不敢用。先贤李中梓说，做医生的必须"心欲小而胆欲大，行欲圆而智欲方"。下面我附上一个故事。

"文化大革命"时期，我在温州镀罐厂当厂医。工友吴新民急匆匆来找我，说他姐姐胰腺坏死并发腹膜炎住某医院抢救，目前腹胀满而大便不通，疼痛厉害，有生命危险。胰液是用于帮助消化蛋白质之类的营养物质的，但胰腺坏死后胰液流入腹膜，腹腔充气胀满，内压增加，不能马上做手术，必须先使腹腔胀满减轻，才可以做手术。单纯的重症胰腺炎也会有生命危险，这样兼有腹膜炎的，当然更是危险了。所以，医院里的医生在想办法给她通便，由于服泻药和灌肠都没有效果，于是吴新民才来请我。

我去急诊室一看，病人痛苦的脸色十分难看，腹胀如鼓，按之很硬，口很干燥，舌上起芒刺。这种症状，是《伤寒论》称为痞、满、鞭、结的大陷胸汤证。我立即想到应该给开大陷胸汤。但是，这是一张非常厉害的方子，我没有任何使用经验。因为，像这样的有生命危险的重症，作为工厂厂医，或者是个体医生，当然是送医院，好歹由医院处理，谁能负得起这个责任呢？然而，现在病人已在医院，医生已经束手了，病人还只有50多岁，决不能束手待毙呀！

这张药方只有3味药：甘遂、大黄、芒硝。通常用作通便的大黄，医生都注明要"后入"，即先把其他药熬好，最后才可以放入大黄，稍熬一二分钟，就可以服用了。但是这方的使用不一样，先下大黄，熬15分钟，后将芒硝放进溶解，就可以服用。甘遂不能熬，熬了失去药性，还会呕吐伤胃，必须研成细粉,用桂圆肉包裹吞下。可见中医的熬药,也是一门学问。

甘遂在中药学里称为逐水药,是有毒性的药物,服后腹泻很厉害。它能把胃肠中的水全部挤干,这样,胃肠才会把腹膜里的水和气体重新吸入胃肠再排出体外,使腹胀减轻。甘遂一般多用于慢性肝炎有腹水的病人去掉腹水之用。但这种攻下厉害的药物,容易伤害身体的元气,身体虚弱的病人,没有长期临床使用经验的医生就不敢使用。我给开了药方后,自己也满肚子担心,就嘱咐吴新民准备好5克别直参,准备病人因泻下厉害发生虚脱时使用。我说我在家里等消息,有什么紧急情况要告诉我。后来据说服药后到晚上才开始腹泻,一夜到天亮下了一桶水样的大便,第二天医院里就做手术了。到现在30多年,她已经80多岁了。

那时候,国营工厂的工人在医院里治病全部报销,医院则包揽一切,不喜欢外人参与。我去医院看病不能大模大样,还必须偷偷地说是病人的亲戚。我厂的副厂长王时荣,还特意请医院里的一个主治中医生来开药方,其实服的却是我开的药。后来听说这医生还为治好这个病写了一篇医学论文,其实他自己还被蒙在鼓里呢。这并不是说我的本事就比医院里的医生好,只能说任何医生治病的知识都各有所长,也都很有限。所以,不管医院多大,面对的是病人的生命,治病不能包揽。

(二) 四逆加人参汤

在《伤寒论》的汤方中,四逆汤是最难用的,但它是一张救命的药方。

"文化大革命"时期,我的老同学伍文乐,突然来找我,说他的岳母发热多天,用西药治疗(输液等),热退后又恶寒,胃中冷,吃不下饭,现在已经奄奄一息,要我去看一看。我去一看,就知道这是脱阳症,问他有没有别直参,他说已有准备。我立即给开了四逆加人参汤,并坐在那里看他煎药、服药。药入口后,他岳母就用微细的声音说,吃进去自觉很舒服,一定会好。第二天,伍文乐来我家笑嘻嘻地说:"有救了。"我说:"再服一帖,就改用八珍汤。"

伍文乐的妻子从医科大学毕业,学西医的。那时候她在一家医院当主治医生,都是她自己用西药医治母亲的疾病,可是却把病治得十分危险。现在的西医,碰到发热,就认为是炎症,要使用抗生素加输液治疗。其实抗生素只对细菌性发热有效,而且还必须要求这种细菌确是这种抗生素能够对抗的。当然现在大多数抗生素都是广谱的,即抗菌谱是比较广的。如果碰上病毒,它就没效果了。再如果是机能性的发热,更是束手无策。输液多了,会增加排尿量。排尿多了会使血钾流失,造成低钾血症。所以,输液次数多的人,要注意补钾。伍文乐的岳母是否低钾,没有检验很难说。中医只根据症状开药方,不需要检验单做依据。

四逆汤加人参,都是用于阳虚气脱的病人。阳虚气脱的意思是人的阳气快没有了,冰冷了,一点点元气要跑出去了,亦即心脏十分衰弱快要停止跳动的意思。其症状是怕冷,这种冷自内而发,被盖得再厚也无济于事;其二是脸色苍白,气息低微,也即有气无力;其三是脉象沉细软弱。这样的病人当然已经很危险,是西医使用强心针的时候。但是,这时注射强心针是没有多少时间可维持的。中医使用的中药四逆加人参汤,不仅能挽危局,而且还能健胃,使胃口好起来,用饮食维持生命才能长久。伍文乐的岳母服药后,药刚入胃,就说自己立即感到舒服,冰冷的胃部温暖起来了,自我感觉药物有效,这就是个好兆头。有的人总是认为西药药效快,中药药效慢,实际是不对的。药效的快慢取决于用药对症与否。这张药方我后来用于一个因手术后血压降低的病人。服后血压立即升高,确实是一张好方。

伍文乐信服了中医,退休后在某中医大学函授,并得到毕业证书。但是,他却不会看病。因为中医不管读了多少书,看病还得靠临床经验。他60多岁了,学习临床有较多困难。四逆汤中只有3种药:附子、干姜、甘草。附子被称为大热有小毒的药物,用得对症效果当然很好,如果用反了就不得了。所以,没有临床经验的人都不敢使用。中医生使用附子的份量出入很大。我跟过3位老师。第一位方鼎如先生,他只用到6～12克;第二位是胡天游先生,他用到9～15克;最后是谷振声先生,他有时竟然用到30克以上,然而从来没有出问题。所以,我认为中医不能大批量"生产",是手把手学出来的。

药王孙思邈说:"读书三年以为天下无病不治,治病三年才知天下无书可读。"这当然是讥笑那些读了几本书就以为全知天下事的书呆子,也说明治病最重要的还是临床经验。

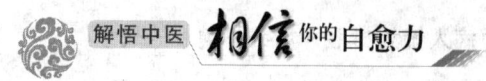

(三)麻黄附子细辛汤

这张药方是《伤寒论》治少阴病的主方。南方人用药,喜寒凉而恶温热,医生都怕用附子。医学院校中的老师也都常告诫学生慎用附子,说附子大热大毒。因此,学生毕业后到社会上行医,视附子如蛇蝎。这药方中有附子,就很少有医生愿意使用。中医靠的是临床传授,老师临床不用,方子也就得不到继承,此真正的良方也就将失传了。

我的朋友娄医生,他妹夫有两个儿子。大儿子3岁时患发热,到医院治疗,白细胞升高,注射青霉素,仍不断攀升,不治而亡。没隔多久,次子患麻疹,愈后又发热,亦注射青霉素,热势不减,白细胞也同样不断升高。妹夫出差在外,妹妹没了主意。妹夫的叔叔是当地有名的儿科大夫,认为只能继续照此治疗,但未见一丝好转。患儿脸色苍白,精神委靡。娄医生认为这正是"脉微细,但欲寐"的"少阴病",当用麻黄附子细辛汤。然而其妹夫的叔叔仍然认为白细胞升高是炎症,必须继续使用青霉素。娄医生则认为此病与大外甥的病几乎一样,再这样使用青霉素,必将危及生命。一般人都认为发热就是热症,使用麻黄附子细辛汤这样的热性药极其危险,但他却坚信此方必定有效。他又想,由于妹夫不在家,万一出了事故,将如何面对?为了避免以后的麻烦,他将病情经过、治疗理由、方法,以及用药等都做了记录,服方一剂,精神好转,体温退,但白细胞未降,继续补气健脾调理而痊愈。他妹夫在外地闻信息赶回家后,不敢进门,害怕听到坏消息,以至好久不见家中有动静,才大着胆子进了门,听说已经痊愈,心中的一块大石头才放了下来。

少阴病叫阳虚表证。这样的症状临床并不很多,尤其是孩子。因为,一般都认为孩子称为纯阳之体,意思是孩子天天长大,靠的是他们的生长发育的机能。没有阳气,哪来的生发?所以,一般的中医治孩子的病,很少用热性药物。麻黄附子细辛汤全系纯阳性药,一般都不敢用。中医治病全靠经验,没有用到的方药,更是失误。现在用之,谁能想到却一剂而愈。它说明,仲景将热病分六经治疗,乃是标明生命的抗病层次。生命根据自己的抗病能力,安排抗病的层次。层次,有像是战场,敌人来侵犯,安排什么地方与它们作战,主动权在人体自己的生命。人有表、中、里3个层次,3个层次又可以阴阳分为表里两个战场,麻黄、附子、细辛,药性固然猛烈,但用得恰当,便可一剂而愈。说明不管疾病表现轻重如何,只要决定正确、得当,就可一战分胜负。

三、乳房小叶增生治疗体会

(一)年轻女性乳房摸到结节,千万别轻易做手术

一亲戚与我说,他的女儿谈了个男朋友,因婚前同居,发现乳房小叶增生。妇科医生也以恶变为由,要她马上切除。她女儿没有与父母商量,就擅自去做了手术。出院后,男方即提出分手,以至女方30岁还没有嫁人。后来又去做了隆乳术,才嫁了出去。现在虽然有了孩子,但夫妻关系总不大好。当然有生理上的原因,也有心理上的原因。就生理上来说,女人的乳房是女性性征的重要器官,做了手术后,外形美感消失,触摸时性感差了,对夫妻的性激情影响极大。女性便有一种心理压力,久而久之,还会造成健康的损害。

其实女人即使有小叶增生,恶变的可能性极小,手术并非必要。因为,根据20世纪80年代对癌症产生原因的研究,发现人的细胞里本就存在着癌基因,这种癌基因的存在起着促进细胞分化的重要作用。人身上的细胞,因为都要分化,就都需要癌基因。没有它,人就不会长大,细胞也不能新陈代谢了。这说明为什么到处都会生癌,连血液、淋巴液都一样,却也不是人人都会生癌。为什么?因为,人的生命就具有驾驭癌基因的能力,使它不会发生癌变。癌变的原因是我们在生理或心理上出现某些破损,对癌基因的控制失效,导致癌基因控制失序才发生的。因此,即使发生癌变,只要正确调整生理环境和心理环境,使控制癌基因的能力重新有序化,即使是晚期癌症,也能自动消失。这就是许多晚期癌症病人重新恢复健康的原因。

以上病例说明,医生必须慎重对待慢性病,不能动不动就拿恶变恐吓病人。医生不能光为经济收入着想,动员她(他)做手术。男女结合成家

庭,夫妻和谐是这家庭幸福的根本。而医生的不正确对待却会使家庭的幸福造成损害,这实在是不应该的。

(二) 乳房结节,服中药调理肝气就可

陈某,女性,28岁,婚后不久,经前乳房胀痛,行经少腹痛胀。由于没有认真治疗,后来发现乳房有肿块,于是去某医院妇科求治。医生予注射睾丸素无效,反而发现该女病人唇上似生出微细的胡子状的细毛。这是雄性激素注射后男性化的征象。再去诊治,医生认为需要手术切除,如果不切除,易发生恶变。陈某心中十分害怕:一来前阶段刚婚,夫妻性生活不和谐,经常有龃龉;二来如果切除了乳房,又出现男性性征,更会造成夫妇关系不睦。友人与我说是他的亲戚,问我该如何治疗。我说这个病需要夫妻二人同来。于是她夫妇一起来到我家,问我是不是应该做手术。

我说:"此病始于肝气不和,怎么可以认为做了手术便能根治?因为,手术切除的肿块,只是生病的结果,而不是生病的原因,不能根治。而且,切除后,女人乳房缺陷,夫妇的性生活将更不和谐。病还会再生,要想除根,重要的在于治其产生的原因,而不是治其产生的结果。第一,女人要改变自己以往的内向性格,有意见要向丈夫讲明白,不能放在心里。第二,丈夫也要改变自己对待妻子的态度,不能动不动就发脾气。"夫妻表示都愿意接受我的意见后,我给开了药方。经前用疏肝理气的逍遥散,加温经汤;经后用疏肝解郁的柴胡疏肝饮合健脾开胃的异功散加减,调理了4个月,小叶增生消失了,不久就怀孕了。现在孩子也10多岁了。

四、黄芪当归补血汤治白细胞减少症

近阅美国兰伯特写的《现代医药中的错误》,说美国发现许多白领妇女得了一种粒性白细胞减少症死亡,究其原因,得到的结论是氨基比林中毒。于是在1938年把氨基比林从合法药典中删去,此后,就没有发现这种病了。不过,我认为如果美国也像中国一样有中医中药,也许这些白领妇女就死不了。因为,我国的西药中,氨基比林还是合法的药品,中毒的人当然

也会有。氨基比林(包括与它同一类型的药物)有止痛退热的作用,我国有一些药厂,用来制造感冒药物。我的外甥工作很忙,常常感冒,为了方便,也常服感冒药。岂知有一天去验血常规,白细胞竟然下降明显。我妹妹要我处方,他服了1个多月去检查,白细胞上升了。

为什么粒性白细胞减少症都会出现在美国的白领妇女身上呢?因为,白领妇女是比较忙的一些人群。工作忙还加上家务事,身上有点疼痛就不想去看病,弄点止痛药片暂时止一止就算了。当然有一些人吃这药是没问题的,也就是说不会发生白细胞减少症的。因为,每个生命的耐受能力都是不同的。例如青霉素的危险是过敏,但只有极少数人才发生过敏。

氨基比林刚发明的时候,由于止痛效果好,也曾轰动一时。全世界有多种止痛片都以它做主要原料的。我国建立市场经济后,也有许多人非常忙碌了,即使不忙碌,发生某些疼痛,贪图方便,吃止痛片的人还是有的。但我国的流行病学还刚开始,研究人员很少,发现能力还不足。所以迄今为止,氨基比林仍然在合法使用。不过,我提醒经常服用止痛片的病人,做血液检验的时候,注意一下你的白细胞,如果发现粒细胞减少,就得当心,快去看中医用中药,避免大祸来临。那时候,就没有后悔药可吃了。

如何治疗白细胞减少症呢?中医有一张药方只有两味药:黄芪30克、当归10克。这张方叫做黄芪当归补血汤。本来是治疗产后血虚发热的。妇女产后,由于出血过多,也像白血病病人一样地会发热,《汤头歌诀》说:"黄芪当归补血汤,产后血虚热难当……"煎服后热便退。金元四大家之一的李东垣说这叫做"甘温除大热"。我用这方治白细胞减少觉得很有效。两年前我姐姐做了乳腺癌手术后,白细胞很低,打电话问我用什么药,我告诉她用黄芪当归补血汤服1个月。后来她打电话来告诉我一个好消息:白细胞升高了在正常范围。我姐姐是一个有名的医科大学的流行病学教授,面对白细胞减少却毫无办法。

中医用中药治西医的病,其实既尴尬也有好处。好处是中医按病名用药又有检验单做依据,病人容易接受,有心理支持,毕竟病人的心理对病愈会起很大的作用。尴尬的是按病名用药,把辨证论治丢了,就成不了好中医。某天在山上晨练,碰到一个人叫我说:"潘医生,认不得我了?"我瞧他半天,想不起来,就老实说:"对不起,记不得了。"他说:"20年前我在你隔壁饭店里打工,患低血压头晕。你给我开了两样药,叫黄芪当归补血汤,我一直记在笔记本里,经常服用,后来就全好了。想不到中医有些药方这么好。"我笑笑说:"中医中药好的方多的是,只是没有碰到适合的病而已。"

西药中有升高白细胞的药物,如鲨肝醇等,但效果不长远,还有副作用,什么原因还搞不清楚。如果有白细胞降低、低血压者,产后出血过多发热者,可以服用此药方,但是,必须是面色苍白无华,疲惫少气乏力者,热性的人服了后,不但没好处,还会起反作用。此方对劳累发热者也很适用。读者于此,必须注意热性与发热是不同的概念:热性,是指机能亢进;发热,是指体温升高。

服西药提高白细胞为什么只有暂时的功效而不能永久呢?我曾经写过一篇文章,说过治抽脚筋的道理。抽脚筋在西医认为是缺钙,注射葡萄糖酸钙就马上见效,但不永久。因为人体内的各种元素已相对平衡,也就是容钙能力的空间就只这么大,加进来的钙会被重新挤出去。对中医来说这是阴虚之证,用芍药甘草汤养阴,就能使各种元素恢复原来的容钙空间,才有长期疗效。这说明人的生命有很强的自我平衡能力。人的血液很复杂,除了红细胞和白细胞外,还有各种各样的活性的东西和很多微量元素,它们已经构成了相对的平衡。单一地提高白细胞指标,实际也就会破坏这种平衡。于是,我们的生命不得不将这些勉强"挤"进来的白细胞重新"挤"出去。黄芪、当归补气生血,让气虚的人的元气恢复,也就是能让容纳白细胞的空间自然扩展。

五、痢疾治疗的故事

我的父亲是名西医,解放前自己开了一爿小医院——鹿城医院。有一次,我的妹妹患痢疾,他治了1个月没办法。那时候西药磺胺类都还很少,价格很贵,治痢疾也不是很有效。而中医中药和农村的许多草药,都可以治痢疾。其实我想,如果父亲不受他知识的局限,能排除对中医的成见,稍加打听,使用中草药,妹妹的病早就好了。他后来听人说,瑞安有三圣门草药治痢疾挺有效,就去买来一包试一试,果然马上见效。人们常说:"一味单方,气死名医。"实在不错。

说起痢疾,我的一朋友是个西医小儿科主任,他给别人治痢疾,愈后总是要交代病人再服半个月的药物。他认为痢疾杆菌很顽固,要半个月的时间才能全部杀死。一点也不知道肠道里的微生态平衡。他既不考虑药物的长期服用会产生药物中毒,又不想这样做反而会培养出许多耐药物的痢疾杆菌,导致疾病的慢性化。因为,任何种族都有自我维护种族繁衍的能力,当它们遇到不利的环境时,很快学会适应环境的能力,会产生变异,继续繁衍。所以,人在健康的时候就不能再用药。中医却没有这样的弊病。中医有个"中病即止"的告诫,就是说药已经治了病,就立即停止。然后就"糜粥自养",靠生命自己的能力治好疾病。

我当然不敢说他的不是。因为他老了,新的知识学不进去了。病人不懂,只能照他吩咐的做。因为,西医的内科治疗方法在不断变化,药物也在不断变化,检验方法变化更快,天天在自我否定。当然,我不反对这种变化,老知识必须不断更新。

其实,痢疾是一种很普通的疾病,治疗也非常方便,根本不需要病愈后再吃半个月的药。我知道农村里随处都有可采的草药,用于治疗痢疾。例如,小青草、凤尾草、苦菜、鱼腥草、铁苋菜、马齿苋、野苋菜、马鞭草等,到处都有。即使不识,草药铺里也买得到。许多农民患痢疾后都是自己采些草药熬汤喝了治好的。

人体的大肠里,有许多大肠杆菌与人体共生,没有了它们,我们解大便就有困难了。然而它们多了,也会发生大肠杆菌性痢疾;有的还侵入泌尿道,引起泌尿道炎症。人体内的大肠杆菌为什么会多起来,这可能与我们的饮食、生活有关,造成它们繁殖的失调。我们服用中草药,很快就可以治好,根本不需要多吃上半个月。中医只要求平衡,不要求把病原体彻底消灭。人体的肠道里如果没有了大肠杆菌,或者数量减少了,还不知会生什么怪病呢!

过去,微观生物学只能看到细菌,只知道细菌会产生疾病,所以,产生了细菌恐惧症。一些人患了洁癖症,动辄用抗生素,其实完全没有这种必要。最近我在北京听到一个真实的笑话:一医学科学院教授患怪症,到处治疗不见效。后来有一位医生检查了他的肠胃道后,认为他里面的菌株过少,就设法用培养液培养他肠胃道里的细菌,然后灌进他的肠胃中,治好了他的怪症。这是一个让人流泪的笑话:研究医学,位至教授,为什么如此懵懂无知呢?于是,那个医学科学院就有了"教授喝粪水"的故事。这故事既是对某些洁癖者的讥讽,也说明人活着需要许多微生物与我们配合、共生,不能单纯采取排挤、消灭的方法。反过来说,没有细菌,也就没有人类世界。因此,我们根本不应该害怕细菌。最近,《南方周末》载一个消息,是美国一专家对阑尾进行了研究,说阑尾是大肠细菌的收藏处、"复制部",因为大肠细菌消耗量很大,而且容易因腹泻或药物等损害,造成某些细菌减少或消失,为避免肠道菌群失衡,阑尾便迅速把所缺的细菌复制出来。而且,这些细菌还必须是别人的(为什么是别人的,道理很难说,不过,生物进化中有个现象叫做杂交优势也许可以解说)。它的来源是通过接吻、共餐等活动收集起来的。这些讲法,说明过分的清洁,并不一定有好处。

现在,我们的微观生物学的能力越来越厉害了。我们发现,细菌还不是最小的微生物,对病毒样的生命蛋白来说,细菌还是它们的宇宙呢。我们的每一个细胞里,有无数的生命蛋白。有一些叫做线粒体的,还有自己的 DNA,即核糖核酸,带着自己的遗传基因,与人体的完全不一样,与许多细菌相似,还能自己独立复制。然而,我们的生命却离不开它们。少了它们,我们动一个手指头都有困难。现代生物学家们猜测,它们是远古时代的某些微生物钻进人的身体,与人类共生的结果。这是微观生物学的进步。

六、阑尾发炎,最好是保守治疗

阑尾在大小肠交界处,看起来好像毫无用处。50年前,宣传它是人体的一个累赘,感染起来容易导致腹膜炎,会危及生命,切除它有利健康。这种思想的宣传,几乎已经普及到每个家庭。我临床近50年,遇到不少阑尾炎病人,有急性的,有慢性的。凡是急性的,很多人二话不说就马上去西医外科做手术;是慢性的,也有很多人喜欢一刀了结。他们认为早晚要切掉,省得急性发作时发生危险。另一些人则因害怕手术愿意用中药或抗生素保守治疗。这些人中仍有一部分因家属、亲友的劝说,上医院做了手术,中途做了"逃兵",没有把保守治疗坚持到底。可见,阑尾炎危险论和阑尾无用论的影响之大深入人心。现在改说阑尾不是无用之物,而是人体体内保卫肠道生态的一个重要器官,听的人几乎都目瞪口呆。老年大学一个姓李的学员说:"我如果早几年知道此事,也就不会把阑尾割掉了。现在只要用了抗生素就马上腹泻。"

  毛病出在哪里?原来西医在19世纪90年代建立了细菌学之后,20世纪初著名外科医生莱恩发表了"自身中毒论",说人身上有许多慢性病、疑难病,都是体内有一些无用的脏器,它们里面带着很多细菌,会产生毒素使人中毒,导致生病。只有用手术把它们切除,人就可摆脱慢性疾病的困扰。当时,"认为病人有自身中毒时,就大批地切除慢性发炎的阑尾。此外,当怀疑阑尾是折磨病人的慢性病根源时,通常也切除阑尾"。也就是说,阑尾成了许多慢性病的替罪羊。当时,关节炎也是西医的疑难病,"很多医生为他们的关节炎病人切除扁桃体和阑尾。"(《现代医药中的错误》第85页)结果当然是病人无端挨了刀,病仍没治好。现在若有人说关节炎与阑尾有关,人家就会嗤之以鼻了。这里反映出百余年来的西医内科还在外科医生的指挥棒下乱转着呢!

  我在三官殿巷开诊所,有一次,一个30多岁的四川妇女腹痛,右脚上缩,伸不直,满脸痛苦的样子,一拐一跛地由她丈夫扶着来看病。体温38.8℃,恶风。按压阑尾相应部位痛不可触。我诊为急性阑尾炎,要她立即去医院。但该妇女说,她来温州打工还没两天,没钱,交不起押金,医院的手术费高,更无法解决,硬是缠着要我开个中药方。她说她相信中医中药一定能治好。这样急性的阑尾炎,很可能会穿孔引起腹膜炎,导致生命危险。我实在不敢承担这个责任。她坐在我的诊所里缠了1个多小时,我给缠得没办法,想想如果推给别的医生,现在好的中医也不多,即使有,谁敢?时间拖了病情会变化。所幸她有恶风的症状,仍是个表证。只能硬着头皮给处了仙方活命饮1帖,服1天,并交代她如果夜里腹痛加剧,必须立即去医院做手术。想不到第二天,她带着笑容来复诊,虽然仍由丈夫扶着,见她的右脚已经伸直了一些。按原方再开2帖,再复诊又好了些。如此再服药4帖,不再来了。恰好几天后我招了两个学生,就让他去探访这病人,他们回来说,好了,她正在建筑工地为工友们烧饭。

有一年春节前,儿媳妇介绍来一位王姓年轻人,是她公司的司机,患了急性阑尾炎。按着少腹来要我开中药,说自己没钱去做手术。右少腹痛不可触,按他的左少腹,有牵扯痛。看他走路,不敢开大步。这说明阑尾炎病情严重,影响了他的活动。该病人大便正常,恶风。我说:"这是表证,一定有热度,易治。"就给他处方用仙方活命饮3帖,嘱每日服1帖,服后盖被出汗。3天后来复诊,热已退,痛势减轻。再以原方去防风加黄芪、当归,5帖,只服了3帖。第二次来诊,仍有轻微压痛,我在处方中去掉防风,就是因为表证已经消失,防风是解表药。没有了表证,就不需要解表药,就痊愈了。

这病,中医叫肠痈,是一种生在体内的脓疡,也就是阑尾感染腐烂,西医称为阑尾炎。过去人们认为得了这种病,就必须手术切除,好像这样的毛病,中医就没有办法了。其实,这种讲法是错误的。早在1800年之前,张仲景著的《伤寒论》中就有治阑尾炎的药方两张,一是大黄牡丹皮汤,治急性阑尾炎的;二是薏苡附子败酱散,治慢性阑尾炎的,效果都很好。

以上两方有的人认为前方是治急性的,后方是治慢性的。这是误解。中医治病,不应该仅只根据急性阑尾炎或慢性阑尾炎这样西医的病名而决定处方,而是必须根据中医的辨证论治来用药,不可含糊。中医以"证"定药,也就是前一方必须是腹痛兼有大便秘结的;后一方是腹痛兼有恶寒症状的。一般人都以为急性表明病重,慢性表明病轻,这也是错误的。上面这个病人兼有发热恶风症状,就表明病情轻浅,尚在体表,必须解表。《伤寒论》里有病在表者不可攻里的诫言,也就是说不能用大黄。病人大便正常,就是告诉我们不能用大黄的最好指示。如果病人没有恶风,只要大便正常,也要减去大黄。如果病人大便秘结,甚至还有呕吐,这在西医学中叫做反射性呕吐,是大肠因阑尾肿胀阻塞了,才会向上反射作呕。这时候就需要加用代赭石等镇呕,枳实、陈皮、朴硝等宽肠行气的药物来帮助了。

我家保姆阿英,发急性阑尾炎,恶心呕吐,极度不安,大便正常。我给处小柴胡汤加桃仁、乳香、没药、败酱、当归、代赭石等,服3帖呕止痛消,再3帖痊愈。

急性阑尾炎不做手术就叫做保守治疗。西医也有保守治疗的,就是用消炎药,没有其他方法。有成功的,也有不成功的。但我们必须知道,使用消炎药都会损害人体自身的微生态平衡,都会留下副作用,以至复发。而使用中药的病人,治愈后身体恢复得比较好。因为,疾病能使人体排毒能力增强,目的就是使机体恢复健康。中医的治疗是配合机体自身机能清除了该清除的毒素,当然就会见到比病人发病前更健康的身体了。

然而,一些年轻的中医,没有辨证论治经验,遇着阑尾炎,自己没经验,也嘱病人去做手术,这正是中医衰落的原因之一。如果我带的学生亲眼看见过这样的治疗,也就不会以手术凑热闹了。所以,我认为老中医手把手带学徒极其重要,亲自在临床把经验传授给年轻的医生,使他们耳闻目睹老师辨证论治的运用方法,而且也能见到他们如何解决许多现代西医所说的疑难病,从中树立力行中医的信心。

最近,有篇报道《阑尾并不多余》(见南方周末报2007年10月11日)写道:"美国杜克大学医学院的外科医生和免疫学家通过研究发现,阑尾产生和保护对人体有益的微生物。……在人类的身体中,细菌的数量要远远多于人体的细胞,其中大部分对人体是有益的,且有助于我们消化食物。但是,肠道内细菌有时会死亡或被清除。一些疾病,如霍乱、阿米巴痢疾,则会把肠道内的有益细菌清除掉。在这种情况下,阑尾就可以大显身手了。它就像一个'备份盘',能重启在患病时被删除掉的肠道系统。"报道还说:"阑尾最大的用处也许就是给外科医生带来源源不断的财源。"当然,影响生命安全,必须切除的阑尾,还是需要切除的。但是,一般情况下,尤其是慢性阑尾炎,不能随意切除。尽管身体不是生命,身体的完整对生命来说,却是至关紧要的。"其实,科学家早就认识到阑尾并不多余,因为它有着重要的免疫作用,是人体免疫系统的组成部分。"所以,有慢性阑尾炎者,切莫轻易切除。

笔者治过多例慢性阑尾炎,如遇右侧少腹痛,用手重按压左少腹后,迅速放手,如有牵扯痛,就可用《金匮要略》的薏苡附子败酱散加减即可。附方(12岁以下减半):

薏苡仁15～25克,淡附片9～12克,败酱草15～25克,丹皮12～15克,茯苓12～15克,桃仁9～12克,赤芍12～15克,炙大黄6～9克(无便秘者可不用。胃寒者加川朴、木香各9克)。

七、肾萎缩并非不治之症

（一）运动治愈肾萎缩的案例

很多肾萎缩病人，一听到医生诊断，就非常悲观，因为医生认为此病需换肾，手术的费用不是个小数目。无钱者便四处求助，或以血透、腹透维持生命；有钱的便策划寻找肾源，却不知换肾是个陷阱。因为，即使换成功，肾却是别人的，一辈子要吃十分昂贵的排异药物，而且这种药物还会损害病人的免疫功能，使免疫力降低，极怕感染。即使不死于肾萎缩，也容易死于微生物感染。

最近碰到一位郑姓33岁的女性病人，说自己两年前被医生诊断为肾萎缩，所幸她没有听医生的话，既不吃什么药，也不做什么"透"，靠加强运动，没发现有什么影响，身体好好的。这次来看病，只是因做了宫外孕手术，想用中药调理一下，希望有个好的孕育。这个故事反映出一个问题，对医生的诊断及其后果的判断，不能盲目相信。我始终认为，现在的误诊率达50%，说明医生诊断不准确的极多。也许郑女士没有患肾萎缩，是B超错了或者是检查有误。判断不正确，盲目相信会造成不可逆转的恶果。许多病被认为不可治，他们却给以治疗，这种治疗，如前所说就叫做伪治疗。例如血透、腹透，除非生命危急，不透不可的时候，才可以采用；如果身体好好的，就不能进行。因为，一"透"了就不可逆转，越"透"越重，直"透"到死，缩短寿命。

（二）中药治愈肾萎缩的案例

回想10多年前，我的诊所开设在温州市河通桥。瑞安有位谢某，女，约50岁，腰痛，做了尿检，小便有红细胞和蛋白，肾功能检查血肌酐高，做了B超检查后，医生诊断为肾萎缩。谢某略知药性，听西医说除了用强的松外别无他法。强的松的副作用她甚为厌恶。她的一个侄子住在河通桥，多次患病由我治愈，因而介绍她来我诊所治疗。

谢女士小个子，精瘦，精神很好，脸色萎黯，舌形干瘦，舌苔薄白，大便秘结，诉说只是腰痛。她家里办了一个机械厂，生产制"背心袋"的机器。她自己负责经济活动，一人主持。我介绍这些情况，有人一定会问："这些情况与肾萎缩有什么关系？"对西医来说确实无关，但对中医来说是有关的。如前所说，中医治人不治病。肾萎缩，是这个人这种生活致病的结果，不是原因。生这种病的原因，是这个人的生活、环境、经历、心态等状况。

病人的精神好，表明心态好，经济宽裕；精瘦，表明是气阴两虚的体质；舌苔薄白，表明胃气尚好；脸色萎黯，舌形干瘦，表明有瘀血留于经络，现在叫做微循环障碍；办厂又负责里里外外，表明长期忙碌，是气虚。

于是我给她开了以六味地黄汤为主方，着重针对阴虚体质；加黄芪、党参补气；加醋炙鳖甲、龟板滋阴活血；加桃仁、红花、地鳖虫活血逐瘀，服3帖后腰痛减轻。此后都是这张方的加减。开始时，她3天必来改方；服了几个月后，随着腰痛渐轻，就慢慢隔一些日子来了。一年后，二三个月来一二次，每次都只开5帖中药。这样坚持多年。有时她患感冒，也决不吃西药，会从瑞安雇专车来温州诊治。4年前她去做尿检、肾功能血肌酐检查加B超检查，说全好了，只是B超显示有一只肾略小而已。现在她64岁了，早就卸了家里的担子，兴致勃勃，到处旅游。

（三）中医治人不治病

我以上所说的治愈，是真正的痊愈，不是有效。如果有人问：你能治肾萎缩病吗？笔者首先声明：我不能。因为中医是治人不治病的。既然不治病，就不能说自己能治这个病。我治好的是患了这个病的人，而不是这个病。治人，主要就是治体质，由体质、生活、环境、思想等引起的其他兼症，就一起治，这是中医的特色。我对病人的介绍，没有一句是有关肾萎缩的，例如尿检中有红细胞，有蛋白，血中肌酐高也都不说，为何？这些都是西医的指标，是西医判断和治疗用药的依据，中医不能拿肾萎缩这个病来治。如果做中医的拿这些指标当治疗用药依据，尿检有红细胞，就用止血药；有蛋白，就用收敛药；有腰痛，就用止痛药，那就不是中医了。

我说的真正治愈，除了有西医的检验作证，最重要的是14年过去了，年逾花甲，她的精神，没有受到疾病的任何影响，很好。例如有人服六味地黄丸(汤)倒了胃口,或恶心呕吐,是医生对胃寒、湿重的疏忽。因为,六味丸是滋阴药,性寒碍胃,滋阴湿滞。碰到这样的问题该如何解决?可以加用豆蔻、砂仁、半夏、陈皮、苍术、藿香等,选一二味即可。

八、行经受寒发热(热入血室)的治疗

这是个星期天,友人谢某来电话问:"下午有空否?我女儿发热、腹痛,要看中医。已经从医院里配来药水,顺便到你那里输液。"我说:"两点以后来。"因为我有午睡的习惯,怕受干扰。

下午,谢先生和他的女儿准时来了。他女儿按着少腹佝着背,抱着热水袋仍然发抖,体温38.8℃。我真后悔没有让她早点来。据说昨天晚饭后,她突然觉得少腹有抽筋的感觉,接着就逐渐加剧。上午到某医院就诊,妇科认为疑似子宫内膜炎,但探测宫颈,十分光滑,又觉得不像;外科认为是盆腔炎,但素无白带,阴道向来光洁,又不像。医生只好作炎症处理,开来阿奇霉素等消炎药。好在因是星期天,医生只给开1天量。嘱咐第二天再检查,如果没有好转,就应该输液1周。时将中午,她就将药物带回家,准备吃了午饭后输液。谢女28岁,神色还可,语言清楚,说自己3个月前也曾发过类似的腹痛,医生亦说是盆腔炎,输液1个星期后才痊愈。于是我问:"输液几天后才觉痛势减轻?"她答:"3天。"我察看她的少腹,按之很痛,不可触摸,但没有硬感。大便正常。问她的月经,说月月按期而至,每次行经6天,很准确。但这次月经已行第七天了,尚有少许。我就觉得这是经期受风寒所袭,阻塞经络所致。《伤寒论》中有太阳病,恶寒发热,经来腹痛用小柴胡汤之语,于是就给处柴胡桂枝汤加香附、元胡、木香等行气药2帖。

输液结束时已近四五点钟,我告诉谢先生服药后如有汗出,说明药已中病,热必退,痛势必减轻,就不需要再输液和服用消炎药。输液必用抗生素是西医已成之招。但抗生素必定损害病人的微生态平衡,导致不可预料的副作用。次日服第2帖,晚再来诊,体温退净,少腹只有一点胀的感觉,给处了乌药汤。第三天上午来电话告诉我说,已照常上班去了。

这个病中医叫做热入血室。那时天气炎热,家家都有空调,妇女行经期间,夜睡不小心受到寒气的侵袭,才会发热恶寒。由于行经的信息受到干扰,停滞在少腹,就会觉得少腹胀满疼痛。但信息是无形的,所以按少腹没有硬感。西医给注射阿奇霉素,只从感染来考虑,但没有任何根据。她说,过去她患过此症,输液7天才好。然而究竟是抗生素的作用还是她自身恢复的还不能确定。设想这是她自己恢复的,那么抗生素起了什么作用呢?我的认识是:起了相反的作用。如果不用抗生素,也许好得更快。因为,不起好作用的药物,只能增加人体的解毒负担,影响疾病的痊愈时间。

九、阴寒湿毒的成因和治疗

云和村头离县城5千米,隔溪相望是另一个自然村名叫共和。从县城到村头必须先经过共和。从共和翻过一条山岭,就是龙泉县了。那年,我在村头治病有了一点名气,共和村的道班里有个工人,把这个消息告诉了他的哥哥王存荣。王存荣住在离村头约10千米的力溪村。当时交通不便,车路不平,有路也没车。王存荣拄着两条拐杖来找我,说:"潘先生,救救我!"

当时的王存荣还只有28岁,曾经是一所小学的教师。20世纪60年代是三年自然灾害困难时期,他的工资只30元,每斤米私价达1元钱。他的老婆和孩子都是农村户口,没劳动力,就没粮食供应,家境极度困难。为养活老婆和孩子,他咬咬牙,退职回家务农。他的家在山区,林木茂盛,免费使用木材。为了不让原来的同事笑话自己,他起早落黑,日夜苦干,除了农活外,还利用时间上山背树造房子。待房子造好后,屁股上生了一个大疮。扁平塌软,只肿痛而不红。于是到医院里打消炎针。几天治疗后,肿块消失,但腰痛却使得他不能起床了。亲戚们把他抬到丽水医院治疗。医生说X线检查没发现股髋骨的毛病,没办法治疗。

回家后大家都认为这是风湿痛,服用了很多祛风湿的草药,1年后,总算能用两条拐杖拄着走路。我看他脸色苍白,说话少气乏力。我认为这是他长期劳累,加上营养不足,山上砍伐树木的工作很吃力,可能是休息时因

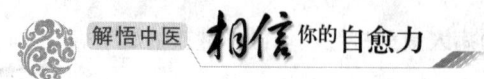

阴气太重,寒湿入侵,毒伏经络,以致湿毒滞留,发生肿块。这当然也是与他的长期劳累,营养不足有关。在医院注射消炎药后,肿块消散而寒湿肿毒就散伏在腰腿的经络之间,影响活动,导致现在的状态。X线只能看到骨骼的形状完好无损,却看不见这些无形的阴寒湿毒。

我的忘年交邵先生曾告诉我治阴寒湿毒的一味单方药——虎头蕉。他说此药的名称就说明它的治疗对象了。他曾治一人在大热的暑天上山游玩,由于贪图凉快在水潭里泡脚,回家后两膝肿胀疼痛。他用了虎头蕉加"三两半"(补气活血驱风湿的药方),没几天就痊愈了。《黄帝内经》说"寒胜则痛";又说"不通则痛";又说"湿胜则肿"。按此说,王存荣也应该服用温热、祛风寒湿痹的药物。但是,除了他本身长期劳累气血受损外,还加上家境贫困,久病虚损,更使病情增重。如果我采用邵先生的药方,因病重药轻可能不适用。我采用了他的方法,加重了药的剂量,同时加用了我向未用过的虎头蕉,1周后,他弃了两拐杖向我致谢,准备步行回家。我说你回家后再服"八珍汤"半个月。3个月后他嘱人带信给我,说自己回家后根本无钱购药,但现在已经能上山劳动,并可挑80斤重的东西了。

"文化大革命"时期温州什么东西都缺,他在家搞了一个木耳种植场,生产了很多木耳和香菇,带来温州销售,送给我很多,说我在他最困难的时候救了他的命。我觉得这是做一个中医师所能得到的最大的收获和奖励。古人说行医济世,而没说行医发财。我认为,医生应以济世为荣,更应以发财为耻!

十、葶苈子的功用——谈中医辨证论治

孩子感冒咳嗽,喉中痰鸣,咕嘟作响,如水鸡声,如果使用听诊器来听,会听到胸部湿性啰音,似孩子的呜咽声。没经验的医生,就会把它当做肺炎,乱用消炎药物并输液,反而治不好。我把治这病的方法在老年大学讲了。一学员有个女儿在医院当护士,她的孩子得了咳嗽,治疗无效。于是她母亲力荐到我家求治。我给治好后,她还介绍来另一个到她医院里治病的孩子。她对那人说,你这种病还是到潘医生家里看中医。她知道如果这样的咳嗽治不好,久了最容易成为慢性支气管性哮喘,发展下去就形成肺气肿继而发生肺心病。

在《伤寒论》中有一张药方叫"葶苈大枣泻肺汤",只有两味药,一是葶苈子,二是大红枣。按仲景的方意,这叫做肺实,也即是肺中有实痰,所以用"泻肺"这两个字,这方中的葶苈子是用于攻击肺中的实痰,也就是《黄帝内经》所说的"实则泻之"的意思。但是,仲景并不因肺实而单用攻伐,而加大枣用来制约葶苈子的攻伐太过。因为,葶苈子性寒凉,有轻泻作用,容易伤害脾胃的功能。所以,他就用大枣来保卫脾胃功能(中医称为健脾)。这样的方法,在历代中医名方中都可以见到。如果我们因为葶苈子有小毒而害怕使用它,实在是很可惜的。

1800年前张仲景著《伤寒论》,确立了中医辨证论治的治病原则,至今为止的所有中医,不管内科、外科、妇科、儿科,都是依此而行。韩国电视剧《大长今》治皇太子的天花,见他发出的痘疮,脓色太淡,判属气虚,用了补气的黄芪、党参,终于治愈,全国欢庆。这说明1800前的中医,以辨证论治来统治所有疾病已经抓住了治病用药的牛鼻子,这就叫辨证论治。无论用在什么地方,无论治什么疾病,都需要运用辨证论治。因此,评定一个中医师的优劣,就是对辨证论治的掌握和运用能力。因为,任何疾病都是动态的,是千变万化的。即使只是天花一病,也会因它的发生时间在变化,发生的人体不同而变化,而不是静止不动的。做医生的如果固执以病论治,自始至终使用一张药方,或某专科药物,尤其是对于一些变化很快的急性病,就会有许多病人被送入枉死城。这样的中医师就不能称为好医生。

很多中医师不喜欢用葶苈子,就是因为怕它的攻伐太过。我国的文化产生了一般人的通病,就是不求有功,但求无过。许多中医师基于这种思想才喜欢开太平方。但是,有许多毛病拖不得,误了时间,就是误了人的抗病最佳时期,使疾病慢性化。

我初出茅庐,也不知道如何使用葶苈子。有一天,路上碰到胡天游先生,他经常在走路时给我传授医学知识。他说:"德孚,有一种咳嗽的人痰很多,别人都治不好,我只加了一味药就治好了。你猜猜,是什么药?"我呆了一下,就说:"葶苈子!"他笑着说:"不错,德孚有两下子。"其实,那时我一下子也没有。因我从来没有用过葶苈子,只是觉得必须出奇制胜而已。所

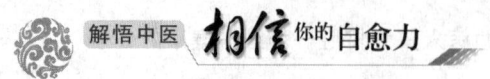

谓出奇制胜的意思是我必须猜自己或别人很少用的药。此后,我碰到很多这样的病,果然应手取效。

《金匮要略》有一张方叫做己椒苈黄丸,是治哮喘上气大小便不利的。1964年我在云和县村头,某天房东家来了一亲戚,说是到村头买药的。村头有专治哮喘的民间单方,我看他的药物是一些已经研得很细的药粉,尝尝有麻辣感,似乎是有很多的麻黄成分,但服后效果不好。我见他呼吸困难,不能安卧,又说大便秘结,小便涩痛,便自我推荐说:此病我能治。房东老太太笑着说,潘先生不要吹。我即给处己椒苈黄丸1剂,服后当夜即能安卧。己椒苈黄丸就是由防己、椒目、葶苈子、大黄4味药组成。

十一、补中益气汤治中气下陷

七八十岁的老人,就像一台用了很久的机器,只要零部件齐全,走起来虽然"塌塌动",也不要紧,还是可以使用的。但使用要小心、谨慎,不能与年轻人一样比拼。如果身上发现某个病灶,千万不要以为切除了就会好。温州俗语:"毛是毛的,牢还是牢的。"毛是指身体上的零件,不再像青年人那样有活力了;牢是指只要与整体配合得好,还可以有一段时间好用。切除后生命所依附的身体的完整性被破坏了。老年人再生能力差了,做了手术伤口能不能愈合,被切除的地方能不能再生,都需要慎重考虑。何况即使能再生,也是要消耗很多的元气,而老年人的元气不多了,必须珍惜——"计划票"快要用完了。花掉元气就是花掉寿命,就是给自己所剩不多的寿命打折扣。所以,珍惜生命,首先要知道"是生命生病,不是身体生病"。这一点很重要。

甘慈尧是我的诤友。我把上面这个故事说给他听,却引出了他的一个故事。他的叔叔一家住在香港。叔叔生了病,婶婶因劳累弄得子宫脱垂,痛苦不堪。这个病,西医除了切除,毫无其他办法。于是来信叫甘慈尧想办法。慈尧给处了补中益气汤,没几天就完好如初。

补中益气汤是金元四大家之一李东垣的名方。现在中药店里的补中益气丸就是用此方改制为药丸而成的。此方用于劳累之人,因中气受损,饮食减少,或身心疲惫,少气乏力者,特别有效。近代名医张锡纯在《医学衷中参西录》中改了几样,就称为升陷汤,用于治疗一切中气下陷之症,并不一定是子宫下垂,例如胃下垂、小肠疝气等,用起来比补中益气汤更灵验。

一天我的朋友魏先生带他的妻子来看病,她曾患过中风,愈后常服降压片,胸闷,呼吸很吃力,说喜欢长吸一口,便感稍舒。说这样的病,她不敢去医院。曾有医生说她要做心血管搭桥术。我说,切莫听那些外科医生的话。她现在这么大年纪,一旦上了手术台,能不能下来就难说了。何况做了手术后,就像埋了颗定时炸弹,什么时候爆炸就很难说,不能拿自己的身体开玩笑了。我诊其脉微弱,时有间歇(西医叫早搏),给处升陷汤,一投即见效。后多次复发,都用此方有效。有一回,我去小康家闲聊,说起他妻子肛门口常有大便感,但又拉不出大便来,去买泻下通便的药物,服后泻了多次,感觉如初。我说这仍是中气下陷,处方用升陷汤,果然痊愈。

妇女怀孕、气虚者常发尿频症,服此方即止。一天半夜,我妻子突发尿频,稍有烫感。我知道她日里操劳过度,兼有湿热,为她处升陷汤加小青草,半夜煎药饮服,1小时后就舒服了。一般人都说西药治标效速,却不知道中药治本效更速的道理。西药效速的原因是它采用压制疗法,即发热的用退热药,疼痛的用止痛药,呕吐的用止呕药;泄泻的用止泻药。这种压制疗法,一个大弊病是它把病人的症状表现,称为病理现象,却不知道病人的病理现象,从另一个角度来看,却是生理现象。现代医学研究才知道一般的发热,是因为微生物侵入人体,或者体内微生态不平衡了,人体才会产生自我防卫性发热;吃了不洁的东西,人体才会产生呕吐或泄泻的现象以排出污物……很多时候,症状表现的是病人生命对疾病作出调整的反应。医生用药压制病人症状,实即压制病人的生理表现。因此,才会有所谓的"副作用"。

最近,有一个乐清的妇女来诊,30来岁,诉多年来自觉胸闷,外阴垂胀,每到下午加重。观察她苔薄,诊脉细软,为阴虚迹象,我给她处升陷汤加山萸肉3帖。她服第一帖后,来电话说,服药后觉头晕,问为什么。我说,这表明你的病很快就会好,不要着急。她又问什么道理。我说,这叫做"瞑眩","瞑眩"是指服药有强烈的反应。中医认为,"药不瞑眩,厥疾勿疗"，意思是药中病了，反应强烈，顽固的疾病好得快。果然，她来看了3次，服药9帖，多年的宿疾就痊愈了。

我的朋友金先生是位太极拳老师，懂中医。有一天，他妻子来看病，说自己的阴中似有物堵塞。看她面色苍白无华，少气乏力。我觉得这类似于子宫下垂，也给处了升陷汤，再嘱用针刺百会，留针1小时。3天后，我打电话问金先生，他很高兴地说："都照你的方法办，现在已经痊愈了。"他又说："就病名来说，这不是子宫下垂，而是阴道壁松弛。不过，针百会和升提中气，使松弛的阴道壁恢复正常，没错。"

最近来了一位姓王的病人，50多岁，诉睾丸垂胀，夜睡尿频。也是给处了升陷汤加缩泉丸，两诊痊愈。我用升陷汤治过多例疝气病，也叫做小肠气，都很有效。缩泉丸是治疗夜睡尿频的方子，对老年肾阳虚者特有效。

徐某是我学生施锦海的亲戚，一次得病去上海检查，医生说她的膀胱里面有积垢，必须手术清除。于是进行了清除手术。医生用很先进的仪器，手术时病人可以直接看到手术实况。确实，手术进行中，她看到了她的膀胱被一个仪器刮得干干净净。但是，术后她却出毛病了：小便次数很多，每次小便时膀胱极其疼痛。待我治疗时，已痛了三四个月。我认为这是中气下陷，给她处补中益气的方剂，加用桃红四物汤、失笑散和乳香没药，祛瘀活血，很快痊愈了。

十二、打嗝的治疗区别，道理何在

现在有许多人对中医治病不了解，总是要问："我得了某某病，能治不能治？"我的回答是：中医不需要知道是什么病，知道了也没有用。有病名的病，必须有一个病灶。病灶就是生病的地方，例如胃溃疡，生在胃里；胆囊息肉，生在胆里。中医不用治这些生在什么地方的病，而是专门治"证"。中医的"证"，与西医的"症"相似，但意义不同。西医的"症"，就是病理表现；中医认为"证"是一种证明，证明自己身上的不平衡。中医通过望、问、闻、切四诊，将获得的有关信息，经过综合考虑，医生以调整其平衡，实现治疗的目的。有许多病灶因为实现了内部的平衡，病人的生命就能够自我修复,而使病灶消失。事实是生命本身就具有一种很强大的自我修复的能力,如果没有了这种能力,即使最好的医生或最佳的医疗方法,也治不好这个病的。这就是说,中医治病是从帮助生命的角度出发的。

报上发表了我的《打嗝为什么越来越严重》这篇文章后,来了两个病人,都说是患打嗝很久了,要求治疗。我把这两个病人的情况记录下来,也许可有助于大家了解中医是如何治病的。

病人王某,男,24岁。两年前饮酒和冰可乐过量,导致呕吐后,即发打嗝,多次治疗无效,反而使胃功能减弱,因此不敢多食,多食则胀满。大便稍秘结。我先以宽中顺气的药方治疗,即感打嗝减轻。但这个方法只治标而不能治本。诊治3次,服药9帖,总还是有那么一点点,不能完全成功。于是我改用补脾健胃的药方,再二诊就基本痊愈了。

同样的打嗝,为什么不用同样的药方?生命都是个体。每个个体遇到疾病的时候,反映出来的"证",都不一样。如果用一种疗法,就可能有人会好,有的人不会好,有的人还会治坏了。中医进行辨证论治:辨证,就是对不同的"证"进行辨别;论治,就是研究、讨论不同的治疗方法。对中医来说,任何疾病所表现出来的"证",都是生理现象与病理现象的混合体,不能一概而论。疾病"侵犯"人,也就是侵犯生命,生命会进行自我维护,因此才会产生了"证"。"证"表现出来这个人身体的寒热虚实的状态,中医利用药物或别的治疗方法,调整它的状态,使之实现平衡,疾病因而消失。

有人常问我:某病你能治不能治?我的答复是:中医治人不治病。首先需要看到人,然后对他进行调整,用药正确,就能治好;用药不当,就治不好。疾病有了病灶后,只要调整得好,病灶也会慢慢消失。所以,有了病灶,不要害怕,更不要认为只要动手术去掉,就能治好。我认为,动手术是不得已的行为,千万不要寄予治根的希望。现在许多人认为手术除根,是误解。因为,用手术除掉的,只是患病的地方,而不是患病的原因。我见过一些人患外科病(疔、疮、痈、疽之类),动手术后,病反而严重起来。这些外科病都是身体里面有毒素,生命为了维护自己,将毒素排出体表。中医也是根据不同的人,进行不同的治疗,而不是根据病的名称,用一种统一的方法治疗的。

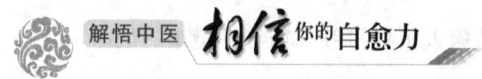

十三、术后癃闭——升陷汤加五苓散

我的大姐年轻时就好活动,唱歌跳舞样样精通,漂亮又聪明。解放前考上浙江医科大学,毕业后分配到武汉,在同济医学院当了流行病学教授。退休后身体素质好,在老年活动中心可是个积极分子,唱歌跳舞不断。老年人思想要年轻化,这当然是件好事。但是,也应该知道毕竟与青年人不同了,娱乐固然需要,也不能太过。中医讲中庸之道,认为连高兴也不能太过。中医把病因分为3类,其中一类就是内伤七情,喜、怒、忧、思、悲、惊、恐,太过,都是要生病的。"笑死程咬金,哭死程铁牛",说明快活过头会死亡,悲伤过头也会死亡。大姐是医学教授,因为不是中医,一点也不懂这样的道理。她也不懂载负她这个生命的身体,就像是一艘"时间之舟"。一个将近80岁的人,快要完成人生的历史使命了。这"时间之舟"已经破旧,不像年轻人那样可以随意磕磕碰碰的了。

几天前,我的外甥女打电话来,说她母亲子宫下垂脱出,上医院做了手术,把子宫拿掉了。岂知手术后小便不通,已经半个月了,医生只知道使用导尿管。然而导尿管插了几天就必须拿掉,否则就会感染。但是,小便却不可能忍上一天的。而且,为了防止导尿发生感染,每天必须注射消炎药。如果长期使用,对肝肾功能造成损害,也会影响排尿的能力。现在把手术切除某部分病灶称为除根术,是有严重错误的。表面上看,病灶已经消失,实际病因还在,怎么能算除根呢?癌症病人割掉了癌肿,如果已经除根,还要化疗做什么?诗云"医得眼前疮,挖却心头肉",只得到眼前宽,却留下了大患。这不一样是对现代医学的嘲讽吗?

生命既然是时间之舟,已经"开"到晚年了,哪能与青年人一样唱唱跳跳的?老年保健必须知道要根据自己的年龄来保健,唱跳太过,会导致中气下陷。西医学中没有中气下陷这样的讲法,所以不怪她不懂。子宫下垂是中气下陷的一种表现,一种证明。此时,只要服补中益气丸或升陷汤,就可马上见效。而作为医学教授,却缺乏这一点常识。过去,我也常传送一些文章给她看,后来我的外甥女告诉我,她说自己太忙,没时间。我当然没

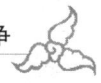

有了积极性。她如果不那么忙于唱歌跳舞,而是抽一点时间,看我写的《治病的常识》,就不至于如此"乱投医"把子宫拿掉,导致小便不通,受苦不说,还会影响寿命。人体这台机器,用了七八十年,虽然旧了,活力差了,但只要还完整,各种零部件还配合有序,必然还有一段时间耐受。如果觉得某部件不好,即使只是一个螺丝或螺母,拆下来丢掉,也会很快影响整体的使用寿命。

大姐以为子宫反正是没用的东西了,拿掉就是(事实当然是医生的决定,但病人是决定执行的关键,如果病人拒绝切除,医生自然毫无办法)。她作为一名医学教授,却不知道生命是一个整体,拿掉不仅不能根治,还会影响整体功能。子宫切除后,中气下陷仍在,病传给膀胱,膀胱括约肌控制失灵,小便就潴留于膀胱尿不出来了(我这里说的"病传给膀胱",用现代医学的观点,应该说是麻醉药的毒副作用)。我给她处升陷汤加五苓散。服3帖,抽出导尿管,就能自动排尿。又来电话说,做了B超,仍有300毫升尿潴留,问怎么办。我说:再服3帖。来电话说,还有200毫升尿潴留。答:再服3帖。还有100毫升,再服3帖,痊愈出院。这不停地问,我也只好不停地作同样的答复。如果她不是学西医的,我想,就可能不再问而继续服原方了。这里既反映了她的缜密性格,也隐约地透现出西医医学训练的素质。这样的素质对科学的实验研究来说是不可或缺的,办事严谨无可指责。但是,这样的性格永远缺乏的是宏观眼光和能力。

现在很多人不知道生命与身体是两个不同的东西。德国的心理学家托·德特勒夫森说:"是生命生病,身体是不会生病的。"这句话,很多人表示不理解。我后来作出解释:活着,是指生命在身体里;死亡,是指生命离开了身体。所以,身体与生命是不同的。身体是物质性的,生命是非物质性的。身体没有了生命,就叫做尸体。尸体不会感冒,不会咳嗽,也不会肚子痛。生命不依附于身体,我们看不见、摸不着,就不知生命为何物。如果医学家们只知道身体,不知道生命,医学研究必然会出问题,这个问题就是治疗着重于身体上的切切割割,结果是修好了身体,送走了生命。

有了生命才出现生病的现象,可见是生命生病,不是身体生病。生命不是物质,而是一种信息。有人也许会问:"生命是什么?"答:"是一种与生俱来的密码。"当精子和卵子结合后,附着于子宫壁那时开始,这个生命的密码就开始了他的活动:吸收营养,把身体五脏六腑、五官等都慢慢生成,

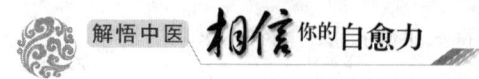

10个月出了娘胎。尔后,又吸收营养,长大成人,直至衰老、死亡,完成这个生命的全部过程。生命就是这种密码。现在,有好多人还认为生命是物质呢!保健,就是保非物质生命的健。但生命依附于身体,依靠身体才得以显现。所以,维护生命的完整,就必须维护身体的完整。

十四、手术后呕吐是怎么回事——药物中毒

我的内侄因椎间盘突出,在某医院骨科做了手术。我妻子去看望了好多次。有一天下午,她从医院里回来后做晚饭时跟我说,她内侄邻床的一个14岁的小姑娘真可怜,家在苍南与福鼎交界的一个山村里。父亲得了一种慢性病,现在无法劳动,只靠她母亲做点小生意维持全家生活。小姑娘因脊椎弯曲来医院做手术手术费用了五六万元还是她叔叔拿出来的。手术虽然成功,但术后至今9天了,还吃不下饭,这样下去真的要饿死的。手术费用了这么多,岂不白丢了?骨科的主治医生看这种情况,也不知道该怎么办,嘱女孩子的母亲到小儿科请医生会诊。小儿科医生看后只给处了吗叮啉(胃动力药),但服后无效。

妻子问我:能不能给这个小姑娘开个止呕能吃饭的方子。我说:"可以。不过应该告诉我她为什么吃不下饭?"妻子说:"整天在恶心呕吐,哪能吃得下?"我说:"开张药方试试看。"于是就给处了旋覆花代赭石汤。妻子害怕这小女孩不愿意服药,先打了个电话给她侄子,要他先问一问她的母亲,要不要吃中药。回话说,她母亲高兴得了不得。

我交代妻子注意喝药的方法:必须先喝一匙,三四分钟后如果不呕吐,再喝二匙,三四分钟后没呕吐,才可以全部喝下去。她说:"喝中药为什么也这样麻烦?"我说:"这种喝药的方法,也是中医的学问。现在那女孩子的呕吐神经很兴奋。如果镇呕的药物一下子喝下去,遭到强烈抵制,就会助长呕吐,结果是'偷鸡不着蚀把米'——引起反作用。"仲景书中常有"少少与之"之说,就是要我们治病用药,掌握分寸,不能急于求成。

妻子抓了3帖药。那天正是星期六,医院里也没人煎药了。她在家里煎好药,自己送到医院里去。晚上9时多才回家,虽然1分钱也没得,连药

钱也没有,却像拾到一个金元宝似的高兴。她说按我告诉她的方法叫那个女孩子服药,直到她全部喝光,500毫升喝进去,坐在那里玩了一会儿,没见有一点呕吐感,就放下了一条心。

第二天她煎好药叫我骑自行车送过去。邻床的一个女人说:"早饭吃得好好的,10点钟输液后又是这个样子了。"于是,我告诉护士,这是消炎药物中毒,不应该再给她挂抗生素了。我说,一般情况下,手术后只要四五天消炎就可以了。现在十多天了还要消炎就没道理。然而,护士说她没权,应该与主治的医生讲。回家后,我给这个骨科医师写了一封信,告诉他们如果不停药,就会出危险。星期一停了输液,三四天后小女孩高高兴兴地出院回家了。

我用的是旋覆代赭汤。曾碰到一个20岁的青年,因考上大学,高兴之余,就去打篮球。剧烈的运动后喝下一大瓶的可口可乐,致打嗝不止。他母亲赶紧送他去住院。医生先令他做了胃镜,说得了浅表性胃炎。用药1周后,病势增重,其母把他转第二家医院治疗。不巧,转院后发高烧,医生为其输液加用抗生素,但退不了烧。其母看病势不好,就擅自使用安乃近2片,热虽退而汗不止,住院1周,打嗝更重。其母又转第三家医院治疗,医生检验后说缺钾,给输液加氯化钾,仅输了一半,孩子自觉呼吸困难。其母赶紧叫停输液,也是住1周出院,暂住永嘉一亲戚家。该青年因身体极其衰弱,其母想给他注射氨基酸,正好我的内侄是该村卫生室医生,请他去注射。他去一看,认为注射起不了什么作用,便介绍到我家看中医。车到我家附近停靠,仅百余米,便须两个人扶着才能走路。自汗、打嗝不止,少气乏力,呼吸困难,坐了3分钟,就没法坐了,说要躺着。一个20岁的青年,病成这个样子,令人看了也心疼。我处旋覆代赭汤加黄芪60克、党参30克、白术30克,服3帖,精神好转,打嗝减少,服10余帖即痊愈,快快活活去上学了。

又一青年是苍南县金乡镇人,在杭州读大学,运动后喝饮料,呕吐不止。金乡当地医生陈佳思介绍来治疗,同样给处旋覆代赭汤加减治愈。该方是仲景经方,对呕吐不止者确实极其效验。

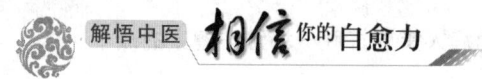

十五、桑叶桑枝治发热

现在有许多对疾病现象的新研究,都在推翻西医过去的治疗方法。华盛顿大学的医学教授丹尼斯说:"某些情况下对发热病人进行退热治疗,有可能发展为败血症休克。"这很可能是因为阻止发热干扰了机体对感染作出感应的机理。20世纪初,居利士·瓦格纳·焦内格的研究得知,给梅毒病人注射疟疾原虫使之发高热,结果使梅毒的缓解率从1%升高到30%。这一发现使他获得了1927年的诺贝尔奖。"那个时候,认识发热的价值的人,要比现在多。"现在,许多人的家属一见发热就急忙上医院输液,使用消炎退热药,事实是不必要的。西方先进国家对一般性发热,现在已经基本上不用药了。

不久前乐清虹桥有个二三岁的孩子,发热,多次输液抗炎没治好,来我这里吃了几帖中药就好了(有人以为我这是给西医西药抹黑,其实是他不知道现在西方国家的医生对发热刚起,基本上已不用药的情况不了解)。这天傍晚发热后,他的长辈打电话问我说这次孩子又发热了怎么办,问我是不是要送到温州来看一看。我说,"天晚了,赶来赶去何必这么辛苦。"于是他又问:"体温39℃,是不是要给吃退热药?"我问:"孩子的精神如何?"答:"还在地下玩得欢。"我说:"不要紧,你只要用桑叶、桑枝各10克煎服出汗就可以。"第二天,家属来电话说,已经退了热,表示感谢。

我在鹿城区老年大学讲中草药保健课。我总是告诉学员许多感冒发热,千万不要马上用消炎退热的方法。第一,现在新的研究成果告诉我们,这是生命的自我维护现象。发热使入侵的微生物感到不舒服,就会停止或减少繁殖;第二,发热会使人的免疫力增强,白细胞才会升高。所以,退热等于自动减弱自己的免疫能力;使用抗生素等于自动破坏人体自身的内在微生态平衡,制造内乱。这两种做法的本质就是帮助了"敌人"。因此,发热高低不是测定疾病轻重的依据。测定的依据是病人的精神。精神状态好,发热很高也不要紧。精神不好,微热也要重视。当然,这种讲法也不绝对正确。发热只要见亢奋过度,也要极其小心。因为,自我防卫也会太过,这就不好了。我对学员们说,一般的发热可以用桑叶、桑枝,寒性的人用苏叶、香附各10克。因此,要知道病人是寒性或热性是很要紧的。发热既然是抗病,就要多饮开水多休息。饮水是用于补充因发热而被多消耗的水分和加强排毒;休息是为了集中精力抵抗病害。这都是基本常识。例如,孩子发热,就不能逼迫他去上学。身体第一,学习第二。没有健康的身体,就会影响学习。学习成绩即使再好,没有健康的身体也就不能长久支持,还是会落后的。有个学员回家后与女儿黄某讲了我上课的内容,有一天,黄某来找我看病,说:"一天晚上,我儿子发热,我也是熬了桑叶和桑枝,第二天,热退了。这个方法真好。否则,我们夫妻俩不但要一夜辛苦,还要担心用的药有无副作用。"

天热的时候,有的人发热后会有三五分的微热,精神都没见损害,家属们不要忧虑,千万不要乱用感冒药或退热药。我发现很多孩子一睡下就满头大汗,父母见孩子感冒,就买感冒药给孩子吃。感冒药中都是一些消炎退热的药物,吃了这些药后,皮肤被勉强松弛,虽然微热退了,但自动开合的功能差了,夜里睡着了,皮肤还开着,才会出汗。出汗多了,抵抗力更差,面色淡白,血红蛋白会降低。

这样的微热,一般来说,是暑热羁留。我的朋友金先生的孙女感冒热退后每天总有几分热度,问我用什么办法。我说只要用扁豆花三五克,加西瓜翠衣(瓜外的青皮)一把煎服。服后果然热净。这种清暑退热法是因为暑天湿重,借发热后体虚才会留着作祟。西瓜翠衣和扁豆花都能清热利湿,气味平和,对身体只有好处没有坏处。

十六、"抽脚筋"与补钙

"抽脚筋"是温州人的土话,实际是小腿肌肉挛急。一般都发于夜半,睡得正香,一伸脚,肌肉挛急疼痛,屈伸不能,弄得很久不能入睡。

现在,大家经济收入多起来了,生活好起来了,保健品成了热门货。市场上出现了许多补钙的食品和药品,广告满天飞,吹得神乎其神。人体缺钙时间久了,也会获得某种新的系统平衡,勉强进补是没有用的。

我曾在温州镬罐厂当厂医。镬罐厂是生产煮饭用的镬（锅）和烧热水的罐。现在这两个产品市场很少见到了。镬罐工人是高温作业,得把上千度烧熔的铁水,浇灌到模子里去。这样的工作每天都要出很多汗。在改革开放前,大家生活都很艰苦,很多人营养不良,工人经常犯"抽脚筋"症,一般都认为这是缺钙症,我在厂医务室,采用注射葡萄糖酸钙,注射后,就不会发作。但是,没几天,又复发了。

于是,我让工人服中药。可是,有一些工人不愿意,他们认为中药要煎,太麻烦,又不好吃；他们还以为静脉注射葡萄糖酸钙就是打补针,干累了,补补身体也有好处。当然也有几个愿意吃中药的。不过,事后发现,吃中药的工人药效长,不会像打针的工人那样,很快就复发。工人问我："为什么中药比西药药效长？"我说："我们平时吃的食物中有很多钙,根本不需要补钙。劳累出汗多,中医认为是阴气受伤,使血液储备钙的能力差了。西医认为缺钙就用补钙,是治标不治本的办法。补进去很快消失,说明缺钙是标不是本。使用中药不是补钙,而是滋阴补气,使血液容纳钙的能力增强,是治本的办法,效果才会长久。"

现在有很多阴虚体质的老年人发"抽脚筋",注射葡萄糖酸钙有效,但吃补钙药片为什么没有用？因为,吃到胃里要经过消化吸收。大多数老年人的消化吸收能力都差了,所以效果都不很好。我现在向大家提供一张单方,治疗"抽脚筋"的有效率达90%以上。方如下：

白芍15克,甘草12~15克,木瓜6克,服3帖。

这张药方,我在鹿城区老年大学讲课,已经传授出去,有的人做过试验,都说效果好。这张药方,不止于治"抽脚筋",肌肉抽搐也可治。它不直接含钙,之所以效果好,其原因是它能帮助钙吸收和储存。我们吃的食物含钙足够,只要血液有储存能力,就不需要补钙。

此理可以广而言之,许多补品广告大肆宣传其作用,实际都是胡说八道。如果人体不缺它,吃了只不过使排泄物中多了这种成分而已。真的被吸收了,反而会导致各种微量元素的不平衡,生出其他毛病来。许多口腔炎病人,西医认为是缺乏维生素B_2,需补给。但我的实践结果觉得疗效并不怎么好。最近有研究认为,B族维生素用得过多,会造成神经中毒。所以,不能没有限制地补充维生素。中医认为口腔糜烂是胃毒,用清胃毒中药如人中白、人中黄等加用芳香健胃药方(如不换金正气散)就能很快痊愈。

有人说中医理论不科学,其实是对"科学"的误解。理论的科学不科学,由实践来检验,不是哪个人说了算的。于是我写了体会,认为"抽脚筋"的单方能增加血中的钙容量的能力。这当然只是一种推理。我把这个推理写到《潘德孚医话》中,被一位叫林鸿津的朋友看到,他用实践证明了我的推理。林先生60岁时得股骨头坏死症,医生认为必须用手术置换坏死的股骨头,他拒绝了。65岁时自学中医,见书后自拟一方,用白芍、甘草、牛膝、元胡4味,煎服代茶,两年下来,股骨头的疼痛逐渐减轻。现在,已经能丢掉双拐走路了。

十七、盗汗补钙没有效果

(一) 小儿夜睡盗汗与吃感冒药有关

小孩子夜里睡着后,满头、满身是汗,睡醒后,汗就很自然地消失了。到医院看病,医生说是缺钙,开来一些钙片,大多数孩子服用后无效。这是因为有一些父母见孩子稍一发热,就急急忙忙地给他吃退热片,或打退热针。有的孩子甚至还没有发热,只打个喷嚏,父母就赶紧给他吃感冒片。这些做法都是不好的。感冒片和退热药都有松弛皮肤的作用,过早或过多地使用这些药物,往往会得到相反的结果。这种做法,会使孩子体表自卫的能力下降,常发感冒。因为孩子最喜欢活动,蹦蹦跳跳,容易出汗。经常用感冒药物可使皮肤松弛,出汗后不易迅速闭合。汗在孩子的体表带走热量,导致受寒感冒。另有一种负面影响就是发盗汗。体表本来有自卫能力,能自动开合,觉得热的时候就开启,觉得冷的时候就关闭。现在我们人为地用药物把它勉强松弛,它的自动开合功能被破坏了。有的人醒着的时候,能自动控制;睡着的时候,控制不了。这就是盗汗的由来。

(二) 小儿盗汗的治疗

中医认为,醒着出汗叫自汗,睡着出汗叫盗汗。盗汗的意思是,睡着了,守不住汗,被贼偷走了。自汗是皮肤被药物勉强松弛,白天不活动也会出汗,或者稍微有点动作就马上出汗。这种出汗叫气虚自汗,是自身的元气虚损,守不住汗了。自汗需要服补气的药物,如玉屏风散(黄芪、白术、防风),盗汗需要服补阴的药物,不能用错药。

人的体表,像房子的门户,保卫着生命的安全。体表上,有很多毛细孔,用于散热,调节人体的温度。人活着,把吃进去的食物转换成营养和热量。我们全赖体表的包裹和调节,使热量保持在 37℃ 左右,才能舒服地生活。温度太低不舒服,太高也不舒服。因此,当外面温度升高,体表就会松弛,使热量多散发一些;如果外面温度降低,体表就会收缩,使热量积聚。收缩与松弛,都是为了保持体温的正常。

盗汗久了,对孩子发育极为不利。孩子往往脸色苍白或萎黄,朝气尽失,食欲也受到影响。大便不正常,有时溏,有时结。这一事实,证明中医的"肺与大肠为表里关系"学说的正确。即肺主皮毛,皮毛开合失司,肠胃功能也受影响而失调。长此以往,骨质疏松,牙齿不固,容易脱落,影响生长发育。

这里,有 3 张草药方可以治孩子盗汗:

1. 糯稻秧 30 克,红枣 10 枚,龙骨、牡蛎各 30 克。煎服。

2. 花麦肾嫩顶 10 个,鸡蛋 2 个(同炒),红枣 10 枚,糯米 60 克。同煮粥,一起食用。

3. 雀麦 30 克,薏苡仁 20 克,红枣 10 枚,龙骨、牡蛎各 30 克。煎服。

年轻人婚后盗汗比较多,是因为内热加房劳。妇女断经后内分泌失调,夜睡盗汗的,属于阴虚内热,应该用"当归六黄汤加糯稻秧龙牡方":当归 12 克,黄芪 20 克,生、熟地各 30 克,水连 5 克,黄柏 12 克,黄芩 9 克,糯稻秧 30 克,龙骨、牡蛎各 30 克,红枣 10 枚。煎服。

药店或草药摊买不到糯稻秧,代之以糯稻根须。

我在临床上用这些药方治盗汗,极少无效的。以上所说的药方,都不是补钙的,所以,说盗汗为缺钙产生,是没有根据的。

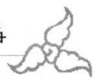

十八、干咳和百日咳的成因和治疗

不管什么样的咳嗽,如果都使用消炎药,效果不好。俗话说,医药先生最怕伤风咳嗽。这说明咳嗽的种类繁多,治疗困难。咳嗽的种类为什么如此繁多?其原因在于每个人的体质不同,抗病能力各异,而咳嗽也是一种抗病的方式。每个人都有不同的体质,各有各的抗病能力,因此,所表现的咳嗽都不同。气管里有痰涎,不咳出来就会堵塞气管,影响了氧气的吸入。可见咳嗽就是一种自卫行为。但从另一个角度来看,平时没有咳嗽,现在有了咳嗽,岂不就是一种病理现象?所以,所谓症状,既是一种病理现象,也是一种生理现象。止咳是最笨的办法。但为什么有人服止咳的药后,咳嗽也就好了呢?道理不外乎:一是体质好的人,咳嗽快好了,痰已不多,服了止咳药后就马上恢复了;二是咳久的人,得到止咳药的帮助后,内部迅速调整,于是,咳嗽也就消失了。但是,以上所说的人极少。服止咳药症状加重者比减轻者从概率上说,远远超过,所以,不乱服止咳药是比较好的。现在止咳的药物品种在市场上宣传满天飞,咳嗽病人切莫上当。

咳嗽最难治的就是干咳。当然,哮喘的形成,不只这么一途,还可能有很多的其他原因。干咳初始,就要立即正确治疗。我的经验认为干咳的形成有气候的原因,例如秋天起燥风,伤了肺经,容易得干咳症,可以用清燥救肺汤治疗。有的孩子肝肺热盛,碰上感冒又治疗不当,导致燥痰黏于咽喉或气管造成的。有的人由于平时喜食油炸的或辛辣食物,胃火亢盛,碰上感冒,也容易发干咳症。这时候,只能凭听咳音来诊断。发干咳,千万别用止咳嗽的药物,别吃含有鞣酸(单宁质)一类的水果,也就是味道涩口的果品,如柿子、核桃、香蕉、瓜子等,包括茶叶,也不能吃辛辣的食物。

中医治咳嗽的方法很多,并不是只要消炎化痰就行。所以,中医治咳嗽要比西药消炎有效得多。中医的望、闻、问、切中,闻,就是闻气味和听声音。闻是指病人身体、口鼻发出来的气味;听声音是指病人声音的高低(表示他的元气好不好)和痰音干湿的程度。但是,没有听痰音的经验,想有效也难。咳嗽是临床最多见症状,也最难治疗,稍有差错,就会把易治变成难治。因为,一般的感冒咳嗽刚起是比较容易治疗的;咳嗽久了,延误时日,越来越顽固。干咳就是很顽固,很难治的。

一孩子8岁,干咳不停,其母亲带来求治。据说感冒后发热,服感冒药,未愈,又多次输液消炎,热退后咳嗽,服甘草片加联邦止咳露,因而发生了干咳症。听他的咳声,我知道这是痰黏喉中,不能咳出而致。笔者给予处方:北沙参、胖大海、麦冬、玉竹、杏仁、浮海石、金沸草、干蟾、细辛、白芍、当归、甘草。这是一张以滋润肺阴为主,结合发散风寒、咸寒软坚、活血镇痉的药方。服3帖后干咳大减,后来就随症加减,10多天就痊愈了。

凡风寒感冒咳嗽方起,切不可服止咳药物。联邦止咳露、神奇咳颗粒和甘草片,都是止咳的药物。止咳药有收敛作用,适宜于久咳不止的虚咳病人。有一些病人久咳不愈,医生给他开了这两种药,果然好了。于是,不懂辨证论治的医生与病人便以为神了。他们却不知道患感冒后的咳嗽初期吃这样的药,是造成久咳不止的原因。

有一种干咳叫百日咳,是一种痉挛性咳嗽。大多数病人有基本规律:日轻夜重。日里咳嗽不多,大多发于夜里。咳时阵发,连声不断。发一阵后,病人作哽咽状,咳出了一点痰液,稍停一下再发。如果发于孩子,父母弄得整夜不能安卧。注射消炎药没一点用处。前几天,一女孩只有4岁,发痉咳,她祖母带来诊治。说发病已4个月,使用过很多抗生素,一直没治好,还把耳朵治聋了,已经带上了助听器。因听不清楚,脾气变得很坏。我说,此病必须禁用甜食。她祖母说,固然,每次食甜后,都见发病加重。我用当归、川芎、白芍、桃仁、红花、干蟾、百部等加减,治疗3次就好了。

以上使用的药物,大多数是活血祛瘀的。这是因为咳嗽剧烈的时候,支气管发生了痉挛、抽搐,病人由于咳嗽得太用力,影响了呼吸,脸色会憋得发红。咳多了,小便也会失禁。碰到这样的咳嗽,要活血镇痉为主,兼用化痰药,如果夹有恶风的表征,还要疏风解表才可。方中当归、白芍、川芎、桃仁、红花,都是活血祛瘀的,干蟾是镇痉的,百部是止咳的。这是主方,加减则根据临症的情况而定。

十九、我的泥沙型胆结石治疗

我曾经患过泥沙性型胆结石症。20世纪80年代,温州某医院请来了一批北京专家,带来了一些电子仪器。有一种仪器据说能使胆结石自动排出体外,不用做手术。我看到报道,觉得这是一个好消息,亲自去体会新仪器是如何使胆石排出体外的整个过程,未尝不是一件好事。看病的专家是一位30多岁的年轻人,他嘱我先去做B超。B超显示我的胆囊中有2/3的地方完全被泥沙型的结石堵塞,我才会常常觉得伤食,心下痞满。这专家说,像我这样的结石,需要做10次治疗才有效果。10次的治疗费要一次缴纳。他还告诉我,每次治疗前必须先空腹吃两个油炸鸡蛋,据说油炸鸡蛋空腹吃下,胆囊里的胆汁就会排光,有利于使用仪器排石。病人当然都得遵从医生的嘱咐。

此后我每周两次上医院治疗。原来这个电子仪器与我曾经使用过的电子按摩仪器差不多,两个电极,一前一后放在身体上,通上电,前后两块肌肉不停地抽搐,像是在挤压胆囊,把胆石倒出去。到第8次,自己觉得症状加剧,本来只有痞满的感觉,现在有疼痛感了。我想结石在胆囊里被外来的力量挤压,有一些可能会排出胆管。胆管受到异物的刺激,发生应激性疼痛。后来我到另一家医院做B超,说结石占满了胆囊,没有减少,反而增多。我的一位西医内科朋友说:"你的这种泥沙型结石,可以认为是胆固醇型的。因为你喜欢吃肥肉,血胆固醇高,血黏度高。现在你又多次空腹吃油炸鸡蛋,被吸收,增加了血中的胆固醇。所以,结石就很快多起来了。"

1989年我在北京突发急性胆囊疼痛,住301医院,5天不吃任何东西,光输液。出院后突然想起食醋能溶解油脂,就每日三餐吃面条,每次用山西老陈醋一两。1个月吃了5～6瓶醋,而且那时候我食量很大,每餐都需要一大碗。照过去,这样一碗下去,胆囊就会给闹翻了。现在却一点也没有胃不舒服的症状。1993年在北京做体检,B超显示胆囊里还有4～5枚小结石。至今都没发胆囊痛,我仍然每天吃1－2两镇江老陈醋。胆结石病人,有胃不适症状的很多,就是每餐食后都觉得自己伤食,胃中痞满。我以上所说,介绍自己的治疗经验,希望不要以为患了胆结石就可以用醋治疗。用中医的观点,并不是每个胆固醇型的胆结石病人都适合食醋的。如果你食醋后不舒服,就必须马上停止。我认为只有喜欢吃酸的胆固醇型的胆结石病人,才适合用醋来治疗胆结石。否则,东施效颦,没好戏看。

"文化大革命"时有句话我记得很清楚:舌是软的,话是转的。世界上任何事物都有好有坏,你可以说好,他可以说坏,谁都有理由。我的胆结石错误治疗,如果恶化不快,就不会在北京发病,也就想不到用醋,那么现在也许还是天天伤食的胃不适症状,那也不好受。有一次,我碰到一个肝结石病人,结石很少,肝区痛,他也喜欢吃酸的。我想与其吃药,还不如叫他食醋试试。隔了两周,他来了,笑逐颜开说,食了1个星期的醋,肝区不痛了。

为什么会发胆固醇型的胆结石呢?据现代医学研究,人血中每天有很多红细胞死亡,死亡的红细胞被送到肝脏,改造为胆汁注入胆囊。血液中胆固醇高的人,一些胆固醇也会随着死亡的红细胞到肝脏,不能改造为胆汁,却随着胆汁进入胆囊,然后就形成泥沙样结石。我们在进食时,胆汁得到信息就会流到十二指肠与胃里下来的食糜混合帮助消化。胆囊里有了结石,胆汁存量少了,消化能力受影响,所以会觉得心下痞满,消化不好。

二十、骨折治疗的故事

我老伴的娘家在永嘉县农村,离市区较近,隔着一条瓯江;离县城上塘稍远,但无渡江之麻烦,可以说正好介于温州市与县城的中间。那天我的岳父逝世,准备送葬。我的一个侄孙,18岁,慌慌张张从楼上下来,一不小心从楼梯上摔了下来,上肢骨折,被送到县城的骨科医院治疗。医生看了X线透视后,说必须手术治疗。家属听说要做手术,呆了。大家都知道做了手术后,没得说当然要住院。现在住院、手术,每天的费用很大,估计起码要一万多元。可是他家里很穷,住院押金就付不起。

陪伴他一起去的亲戚打电话来问我,我未学过伤科接骨,但是我知道骨折如不是粉碎性的,没有关节损害的,中医伤科的保守治疗要比西医骨科的手术治疗好得多,既无损害,痊愈得快,无后遗症,费用低。因为手腕与肘之间的骨头断裂,只要接骨医生经验好,断裂处接得准,伤口就会很快愈合。伤科接骨的草药都是活血的,说是接骨药,实际作用是使伤口的瘀血消散。年轻人的骨细胞生长很快,就会很快痊愈。如果以手术切开,肌肉自然受到损伤,机体要兼顾肌肉的生长,当然会拖延骨折愈合的时间,影响痊愈的日程。

我得知这骨折的部位在手腕与肘之间,关节完好无损,根本不需要做手术。西医没有保守治疗的方法,治骨折都要做手术,不仅病人痛苦,费用也很大,有的还有后遗症,起码手臂上要留着一条大伤疤。于是,我叫他从县城回来,转送到市里伤科医生朱鹤家去治疗。朱先生是我的少年同学,听说是我的亲戚,就马上给治疗。拉一拉,捏几下,绑上了夹板和接骨草药,立即回家休息,没多久就痊愈了。这次所幸的是我懂得一点点骨折的常识,我知道直而长的腿骨、股骨、肱骨等,中间断裂,最好都不要做手术,采用中医的保守治疗。

接了一次骨,朱先生只收他100元。然而要是做手术,所需费用想想也少不了。生病选择治疗的方法,费用相差如此悬殊,而且,后果又是如此不能相比,这说明医学常识普及之重要性。

然而,我们之中有许多人并不关心医学的常识,碰到自己或至亲好友生病了,自己什么都不懂,这才焦急了。张仲景在《伤寒论》的"序言"中说:"怪当今居世之士,曾不留神医药,精究方术……卒然遭邪风之气,婴非常之疾,患及祸至,而方震栗;降志屈节,钦望巫祝,告穷归天,束手受败……""赍百年之寿命,持至贵之重器,委付凡医,恣其所措。咄嗟呜呼,厥身已毙,神明消灭,变为异物,幽潜重泉,徒为涕泣。"岂不晚了? 对每一个人来说,生命是最重要的。因此,先进国家的教育是把保卫自己的生命列在第一条。西医学常识普及的书籍,销路极好,这说明普通人都十分关心自己的健康,关心医学常识,而中医学常识的书籍却很少有人问津。

我的这个故事并不是想告诉读者,西医的外科手术不好。有许多时候,这种外科手术也十分需要。我侄子建祥,曾因开摩托车摔断腿骨,粉碎性骨折,幸好没有伤及关节,在医院骨科做了手术治好了。这样严重的骨伤,中医用保守治疗的方法,能不能像他这样完整无损地痊愈,当然难说。因为,中医全靠手法,把粉碎了的骨头捏合,用夹板固定;而西医用牵引加不锈钢固定和 X 线透视,来观察骨头是不是接得准了。这样做很重要,增加了准确度。不过,朱鹤医生在治我侄孙的时候也采用了 X 线透视,看看接得准不准。这让我想起中医骨科也可采用西医的一些方法和器械来加强与完善自己的治疗能力。

中医骨科保守治疗的优点不仅是痛苦少、费用少,而且痊愈时间短。用的药都是外敷活血的,不会留下副作用;西医骨科由于做了手术,必须使用麻醉、消炎、止痛的药物,一定会留下副作用,这一点毋容置疑。当然,两者各有所长。所以,我认为如果讲骨科治疗的中西医结合,在平时,骨科的病应以中医为主,保守治疗,西医为辅,当手术者用手术;而在战时,就应该以西医为主,中医为辅。骨科医生应同时兼有中西医两种知识,这样,就可以在病人骨折时,做出正确的治疗决定。我认为,骨科医生如果不兼具两种知识,就可能对某些需要保守治疗的病人造成伤害。

二十一、小儿夜啼如何治

过去我们上厕所,常见一张黄色纸条,上面写着"天皇皇,地皇皇,小儿夜啼不可当,过路君子念一遍,小儿一睡到天光。"黄纸条文字是反过来贴在墙壁上的。意思很明白地告诉我们,写这张纸条的主人,他家有个 1 岁以内的小孩子,夜里无缘无故地哭得很凶,如果我们看了这张纸条,照上面的文字念一次,他家的孩子就能够平平安安睡一个好觉。

一些人出于同情,一些人出于好奇,也就会老实念一遍。但愿上天可怜他家父母爱子之心,让他的孩子停止啼哭吧。至于他家的孩子在"过路君子"念了这张字条后,能不能平安睡觉,那是另外一码事。也许睡好了,也许一点感觉也没有,也许啼得更凶了。为什么?

1 岁以内孩子夜啼,其原因有二:一是受了惊吓,二是肝火旺盛。

如上所述"过路君子"读黄纸条后的 3 个可能的结果,笔者分析如下:其一,人体有自我调整能力,也许孩子自我调整好了,也就不再啼哭了;其二,孩子还没有调整好;其三,家庭对孩子的生活、饮食不注意,加重了症状。有许多病没治好,都需要考虑内、外在的原因。

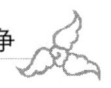

现针对小儿夜啼,笔者秘传"三砂饮"可以给需要者一试,方如下:夜明砂、望月砂、蚕砂各5克,金戒指一只。同煎,服汤。

二十二、治愈胸腔辣痛

田某,女,53岁,四川省人,来温州打工,就住在我家附近。2006年5月18日求诊。自述胸腔辣痛已半个月。X线透视肺部无病变,服西药消炎1周无效,反发了口腔炎。病人平素不喜辛辣,大便溏,每天一二次,便时有腹痛,垂重感,即便后不舒服,有还想再拉的感觉,苔白不匀,不感口渴,喜温热的饮食,通常纳食不多。体检按胃部时软,无抵抗,叩诊有水声,说明胃中有水饮停滞,胃气弱,但基本正常。

此病主证是胸腔辣而微痛,有热烫感,应该说是肺热的症状。虽说是四川人,却又不会吃辣椒和其他辛辣的食品。她不喜欢饮水,平时吃食喜热不喜冷。这说明胃是寒性的,而且有胃湿,寒饮。我的诊断是胃有湿滞,下流大肠,化作湿热。因大肠与肺互为表里,故湿热由里及表而犯肺。湿痰化热,伤及肺阴,故引发胸腔热辣而痛。治疗方法是清热利湿,温胃化湿,行气化痰消痛。方用人中白、人中黄、小青草、鱼腥草,清肺与大肠之热,用浙贝母化痰清肺,百合清肺养阴,薤白行气去痛,再以川朴、陈皮、苍术、甘草温胃化湿。服药1剂,辣痛即减轻。3剂服完,口腔炎、大便后重感都没有了。

本病以西医的看法,X线透视肺部没有病变,只是一种感觉,无法判定是什么病。西医生给开了一些消炎的药物,只是姑且作为炎症治疗,况且大便时也有疼痛、后重的感觉,类似于肠炎的症状。服药1周后,非但没好转,反而增添了口腔黏膜溃疡。为什么?原来消炎的药物不仅不对症,还同时使机体口腔里的菌群失调,导致某些真菌乘机作乱,口腔炎症因而发生。笔者治疗口腔炎有一方,很简单,如下:人中白15克,人中黄8克,藿香8克。该方同时治口臭。

人的消化道(从食管到肛门)是一个细菌库,里面有多种多样的细菌与我们共生。我们的消化功能就是依靠着这么多的细菌来帮助消化的。如果没有这些细菌,我们就不能消化各种各样的食物,营养供应就会成问题了。所以,服用消炎药物,都会使食欲减退,若使用广谱的消炎药,麻烦更多。有的人服用后大便秘结,有的人服用后大便溏泄,更多的是食欲减退,或口腔糜烂,都是因消炎药物引起的菌群失调,导致真菌寄生。而且,绝大多数消炎药物对肝、肾有损害。如果肝、肾功能不好的人,更不能乱用。现在国外已开始倡导慎用抗生素,就是这个道理。

病人的主症是胸腔辣痛,到了医院里,医生看不出是什么病。不是医生没本事,而是西医学中没有这样的病名,即使有病名,也没有治疗的办法。此病找不到病因、病位,而且由于胸腔、口腔、大肠都有病变的感觉,发现不了单一的器质性的病变部位。这说明西药没有了固定的治疗目标,一定又要定名为某综合征了。综合征是多病位、多靶点的意思,对西医来说,就是个难题。中医则可以全身所表现的症状,综合考虑它们相互之间的影响关系,全面调整,即可很快治愈。

二十三、瘀血呕吐

瘀血多发怪症,这是什么原因?因为,所谓瘀血,是死亡的血细胞,它没有了运载营养和氧气的功能,只是一些尸体一样的东西。它们混在正常的血液中,"占了茅厕不拉屎",不仅使血液的正常能力得不到发挥,还容易留着于身体中的重要部位,使这些部位功能失灵。这就是发生种种怪症的原因。人体里有许多重要部位在发挥着重要的作用,至于这些部位发挥什么样的作用,现代医学还没有搞清楚,也许它永远是个谜。例如,经络和穴位,现代科学还不知道是什么物质构成,但是,它们治病的效用却众所周知。如果说,在一些重要的穴位中有瘀血停滞,会发生何种病症谁都不知道。我的想法是许多疑难病都与此有关。现在有的人总是想要知道病生在哪里,其实有很多的时候没这个必要。因为,生命是个整体。头痛可以从脚上治,脚痛可以从头上针。所以,有个针灸赋上这么说:"交经缪刺,左有病而右伴取;泻络远针,头有病而脚上针。"这对头痛从头上找病灶的专科医生来说,简直是不可思议的。

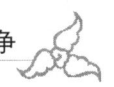

有一次，我的童年朋友带来一个病人，说得了一个奇怪的病症：每天上午食后半小时内必发呕吐。呕出的都是痰涎，很少食物。而中午、晚上都没有发生，饮食、睡眠、大小便都正常。我看他年纪轻轻，只有 20 来岁，是个农民，担任大队会计之职，平日也没其他病。曾经去医院检查，做了胃镜，医生只说是浅表性胃炎，但用药无效。为什么知道病灶了，还是用药无效呢？这说明知道病灶照样无法治疗。有什么用呢？我认为，这个按时发作就属于瘀血作怪。看他的舌上有白苔，舌色黯而不鲜，亦即瘀血夹有宿饮。我给他开了胃苓汤加桃仁、红花、山棱、蓬莪术，共 5 帖，服后呕吐就没有发作了。但过了半个多月，仍然发作如初。胃苓汤是化痰利湿的方剂，桃仁、红花、三棱、莪术都是祛瘀活血的药物。原来是去瘀后胃气虚，需要温胃补气的药物善后。但他家贫穷，觉得既然好了就不再吃药了。岂知瘀血复聚。再来求诊，我就予原方 5 帖，并嘱服后须再服四君子汤加蓬莪术、陈皮养胃。此后再也没有反复。

此病例瘀血因何而来，这很难说。人生活的过程里，经常会发生跌打碰撞之事，身上青紫谁都会有，尤其是婴幼儿时期。当然，人的生命也有清除瘀血的功能，就是血液的自洁能力。婴儿期的这种活力更强。然而，谁能保证自己的这种功能可以百分百地清除掉全部瘀血呢？而且，这种能力还会随年龄的增长不断减弱。能力很好的人，也会有疏忽的时候。人的血液自洁功能也与人一样，会有"疲惫"的时候。这个时候瘀血就有可能留着了。瘀血留着后随血液运行全身，碰到某种不可知的情况，停滞于某个重要经络或穴位，影响它们的功能活动，造成各种各样的怪症。中医祛瘀活血的方药，虽然也需要讲究部位，但并不要求精密得像西医做手术一样，只是上下左右注意一下，方位不能弄错。药吃到肚子里会走遍全身，就可以帮助血液的自洁功能除去这些瘀血。

二十四、再谈瘀血发病与治疗

人身体里的血液，是给全身细胞输送营养和氧气的。每天会有很多血液细胞死亡。这些死亡的细胞，就叫做瘀血，就是没有用的血液。受了外

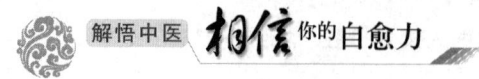

伤,或因思想郁结,也会产生瘀血。这些瘀血,通过吸收,都会被送进肝脏,改造为胆汁,储藏在胆囊。人吃饭的时候,胆汁便从胆囊流到十二指肠,帮助消化。

但是,如果血液本身的功能或者肝脏功能不好,瘀血没有被它改造而留于血液中,就会被带往体内的某个地方留着作病。这些病人往往都去大医院治过,做过B超、脑CT或磁共振,都查不出来。因为,发现不了器质性的病变,解决不了,便只好拖了下来。痛发时,就吃止痛片求得暂时缓解,就成为疑难病了。这些疑难病现代叫做微循环障碍。有微循环障碍的人,医生在临诊时,可以从脸色、唇、舌以及皮肤中看出来。有微循环障碍的病人,会表现出各种各样的奇怪症状,也只有中医能解决。

清朝有个名中医叫王清任,写了一本薄薄的小册子叫《医林改错》。他认为,人的生命无非气血两字;生病,若非气虚,便是血瘀。他把生病和治病都看得很简单,并不是毫无道理。这就是中医与西医的不同之处。人死了就叫断气;活着,就是生命的信息在不断运转,也就是无形的"气"的循环;随着"气"的循环,才使有形的血液不断循环。气是无形的,血是有形的。气代表能力,血代表物质。物质靠能力才能流动,能力靠物质才能显示。年轻人气血充沛,才表现得朝气勃勃;老年了气虚血少,才显示老态龙钟。

《医林改错》里都是补气活血的药方,其中用于活血的药基本上是4种:赤芍、川芎、桃仁、红花。赤芍、川芎在一起,桃仁、红花在一起,叫做药对。药对的意思是它们配在一起,能力会加强。我发现很多疑难病用祛瘀活血的方法来治疗,很有效果。古人有一张药方叫桃红四物汤,可治疗很多疑难病。桃红四物汤只有6味药:桃仁、红花、当归、白芍、川芎、生地黄(或熟地黄),其中红花的用量是个关键。养血、补血,减少用量;破血、活血,增加用量。具体使用,只有从师临床,才可以学会。因此,只知道药性的医学院校毕业的学生,没有直接的临床经验,是学不会的。

邻居阿兰,40多岁,诉自己身体其他方面都还好,只是眼中黄斑变性,右眼视力已经很差,医院眼科治疗束手,还说可能会累及左眼。因此她说,右眼恢复恐怕没有希望了,现在只要求护住左眼就好。我认为她既然身体各方面都还不错,没有其他症状,就作瘀血论治。处桃红四物汤加醋炙龟板、鳖甲、首乌等百余帖,至今 10 余年了,左眼没有出现黄斑变性,也就是说,真正保住了。病人不仅保住了右眼,还发现头发增厚。其实桃红四物汤治瘀血性脱发,也是我常用的。

另一女邻居 20 多岁,头发大面积脱落,准备到上海换假发了,问我能不能治。我当然不好完全肯定,只能说试试看。她服了 10 余帖桃红四物汤后,就发现洗头时没有落发了。又续服了 10 余帖,1 年后就满头乌发。几年前我在街上碰到,她 50 来岁了,扎了两条粗大的辫子,一甩一甩地,显得很年轻。

做医生时常会遇到许多想也想不出来的疑难病。所谓疑难病不像发热、咳嗽之类的常见疾病,往往都是书中也没有见过,治疗根本无法可依,而且都是医院治了很久不见效的。例如一个 18 岁的女孩患唇脱皮症。每过几天她的唇皮就会干燥翘起,脱落。脱落后的唇,看着血色殷红,身体各方面都还可以,月经也正常,没其他不适。这样的病确实少见。我看这女孩的唇有点青紫,就以瘀血论治,给她处了桃红四物汤加铁菱角等,服 10 余帖后即发现好转。后来又连续服用三四十帖就痊愈了。

瘀血发病,都是怪症,表现各不相同,贵在识症辨证,治疗得法。

二十五、活血祛瘀治疗肠出血

郑女士大便黑色如污泥,诊断为肠出血,请一位姓董的名中医诊治。董医生开药方都是补气止血的中药,吃了两个月,开始时见效,后来就不见效了。于是该医生给她开了十灰丸,十灰丸是葛洪的药方,过去药店里都有供应的,现在已经断档。所以,所有能寻到的药店,都买不到这号药,医生表示没办法了,只好到上海医院作肠镜检查,发现肠静脉曲张,以手术切除了出血的一段,花了 2 万余元,但不久就复发。医生认为还必须切除出血的肠道。她的儿子张某曾跟我学了 3 个月的中医,知道这方法不行,要求到我家诊治。我听了她所述的病历,也查看了她所带的检验单和药方,思考为什么这样的病会拖得这么久治不好,包括西医与中医。

寻找治病不能中的道理,首先考虑这方法的是非而不首先考虑用什么药物。因为，方法错了，选用的药物必然出错，这是毫无疑问的。如果方法是对的，选用药物只是个优劣问题了。我认为，切除病灶(肠道出血点)治病与补气止血治病都没有把病治好，其原因是因果倒置，导致治疗无效。该病既然检查是肠静脉曲张，那么，出血的原因则必是静脉破裂，回流的静脉血溢出血管造成的。因为，静脉瘀塞，导致静脉曲张。静脉曲张又进一步导致血液回流受阻，因而静脉血破壁而出。西医医生以肠镜得知的是出血点，便以为只要切除了该出血点便会好，而不知道应该处理的是静脉中的瘀血。

把病灶当做治病的焦点是一般人的通病。人们生了病，总要问医生："我的病在哪里？"其实，"在哪里"并不重要。因为生命是一个整体，是生命生病而不是身体生病。郑女士患有肝硬化，做过乳腺癌手术，兼有胃溃疡、胆囊炎等疾病。每天，人的血液带着氧气和营养循环全身，滋养每个细胞，然后，又将其带到肝脏，由肝脏改造为胆汁储存在胆囊，以便帮助消化。由于她的肝脏已有部分硬化，血液处理能力很差，就会产生瘀血，滞留在微细的血管里阻碍血液循环，久而久之，造成静脉曲张。肠镜可以看见很多弯弯曲曲的小血管，像很细的蚯蚓盘在肠壁上，这里切了，另一处又会冒出血来。这说明，切除出血点不能解决问题。

用补气止血方法的董医生则认为是气虚不能摄血，采用补气止血的方法，结果也是失败。虽然，郑女士病久确是气不摄血，需要补气，也只能暂时得效。这只能说是知其一，不知其二。补气则易助瘀而不能祛瘀，所以，开始有效而后来又无效。因为，郑女士的瘀血在身体里产生，隔一段时间就又见大便现黑色。所谓失败是成功之母。我以别人的失败作为教训，采用活血补气祛瘀之法，用三七粉、生柏叶、铁菱角加桃红四物汤活血祛瘀，又以大剂量的黄芪、党参、白术补气，服后立即见效，大便转为黄色。

我在上面提出是生命生病而不是身体生病的根据，就来自针灸的实践。高明的针灸医生治病，常有头痛治脚，脚痛治头。这种方法疗效极好的原理就是把生命视为一个整体。人的全身经络相通，经络中的经气循环全身，维护着生命的活动。因此，许多疼痛，表现的是经气运行障碍，而不是某个地方生病。医生根据经络原理，选择适当的穴位加以刺激，使被阻碍的经气运行能力放大，解除了疼痛。不高明的医生，才只能头痛治头，脚痛治脚的。

二十六、瘀血咳嗽的治疗

我的父亲是个西医，解放前他自己开了一家医院，经常有患咳嗽的病人上门。一天，一对夫妻抱了个小孩来看病。孩子咳嗽频频，连续不断，有时还发生痉挛状，似有物梗塞在咽喉里一样，脸上胀得发红，呕出了一些痰液后，才得稍舒。父亲告诉他父母，这个病叫做百日咳，没有西药可用。我长大后，又听某医生说，百日咳是因为病毒感染，西药只能治细菌，不能治病毒，所以，西医治不好这个病。很多孩子得这种病，因为治不好，久了，就变成哮喘症。哮喘病人在四五十岁后都活得很辛苦，有的伴氧气瓶终生。

有的孩子得了百日咳后，他的家人打了几只麻雀给他吃，把病治好了，又有人用党参、阿胶把这个病治好了，这是什么原因？我发现这些被治好的人都是久咳治疗无效者。道理在于病久阳虚者食麻雀得效；病久气虚者食党参得效；病久阴虚者服阿胶得效。其得益，仍须于辨证论治。不辨证论治者，则是偶中。用中药治病，必须辨证论治，尽可能避免辨病用药，否则，就不是中医而变成西医了。辨病容易而辨证难。辨病，只要讲出一个病名来，治好或治不好看病人的运气；辨证，就需要掌握全身症状，治好治不好看医生的经验和能力，是对医生的考查。许多中医学院毕业的学生，由于缺乏临床经验，一出道就独立行医，往往都见病用药，最后变成了既不会用中药又不会用西药的庸医。见到这样的咳嗽，只会用止咳药来打发病人。

"文化大革命"后期，我在厂里觉得有空闲，就打了一张证明到温州医学院跟谷振声教授实习，有幸见过谷老师治了这样的病。他说咳嗽发生痉挛，是因为支气管的微血管有瘀血阻塞，因剧咳而发生痉挛。这种病过去叫做百日咳，都是小孩互相感染，西医说是病毒性的，所以难治。道理是病毒种类繁多，变异迅速，药物发明根本跟不上病毒的变化快。据说，一种药物，从研究到生产，起码需要10多年，而病毒，有可能一年就会变化多次。但中医不受病毒这个概念的约束，只凭症状表现，就可处方用药。发现有痉咳症的,就用活血祛瘀论治。他开了一张桃红四物汤去生地黄的方子,居然把这孩子的咳嗽治好了。我说这些话的意思是指中医是靠经验的不断积累,年轻的医生必须虚心跟老中医学习,把他们的经验学到手,才能更有把握从事临床,不要以为拿到了一纸医生证书,就万事大吉混日子了。

后来我自己开个体诊所,发现孩子患百日咳少了,却有很多老年人出现这样的症状。于是我照样画葫芦,加用镇痉的干蟾,止咳的百部,往往应手取效,治好很多病人。有一些病人都说是到处求治无效的。于是我对这种咳嗽的病因是病毒学说产生了疑问。我认为也许是西医专家们从痰液中验出了病毒,才会说此病的病因是某种病毒。然而中医活血祛瘀与病毒根本无关,为什么能治好该病?经过认真思考,我醒悟过来,所谓症状,乃是机体根据自己的情况,作出调整的努力的表现。最近看了一篇文章,说有人研究小柴胡汤治愈疟疾的原理,用小柴胡汤的浸出液放在疟原虫的培养基里,没有发现这种浸出液对疟原虫有抑制作用,但疟疾病人服了药液后,却提高了抗疟的能力。我想,也许是百日咳的病人服了活血祛瘀的药物后,提高了抗病毒的能力,才使得这种难治的咳嗽得以痊愈。反过来说,有许多疾病,是因为瘀血的阻碍,它的免疫能力被隔断,才使疾病不能及时痊愈。所以,活血祛瘀的方法才能治很多疑难怪症。

也许有人会问:"为什么这种咳嗽过去是孩子患病的多,现在却转为老人患病的多呢?"答:从微生物学的角度来看,任何生物都会因时间而变异。病毒所产生的毒性也同时在改变。老人与孩子的抗病能力不一样,都有不同的缺陷,也许是病毒变异后,老人容易被攻击,而孩子反不容易被攻击了的缘故。不过,中医不能说是病毒的原因,只要根据证的表现。后来,我发现许多顽固性咳嗽久治不愈者,如夹有类似于痉咳状的,只要于方中加用当归、白芍,都很有效。

二十七、瘀血腹痛如何治

清末名医王清任认为人生病,无不都是气虚血瘀之症。人死了,叫断气,气虚,就是气的活动能力不足;血瘀多了,也会死亡,血中有了瘀血,循环就会出现障碍。王清任认为,气多虚而血多瘀。所以,他很强调治病用药,着重补气活血。他写了一本书叫做《医林改错》,中医界很多人对他的这种理论持异议。然而,在这本书中他所创制的许多汤方,基本上是补气活血的,大家却又都很喜欢用,因为很灵验。

贵州来温的打工妹小芳(化名),是个很漂亮的女孩子,谈了一个男朋友。一天,小芳的左侧少腹突发剧痛,便去医院检查,医生说这病是卵巢囊肿,必须手术切除。小芳听后懵了,因为她根本没有准备好做手术的钱;而她还只有22岁,很想马上结婚,很想能生个孩子。现在还没有结婚,就说要做卵巢手术,一定会影响生育。于是,她男朋友的姐夫带她到我家诊治。我按她的少腹痛不可触,纳便又都正常。我认为将这样的痛诊断为卵巢囊肿是错误的。因为,囊肿不会突然产生,而是慢慢形成的。即使她确实有囊肿,却不一定是发痛的原因。因此,可以肯定以囊肿论治大有问题。即使囊肿被切除,这样的痛却可能治不好。

小芳身体没发热,而痛得很厉害又拒按。中医将痛分为虚痛和实痛。虚痛是按之反觉得舒服,需要用温补法;实痛则是拒按,需要用药攻击。这样的突然发痛,必是气滞痰瘀。我采用王清任的少腹逐瘀汤加行气化痰药,只服了3天药,其痛势就减轻了一半多,接着又服了9天,痊愈了。不久怀孕了,生了一女孩。现在,这女孩快两周岁了。治血瘀的药方中,都有行气的药物,主要是因为气滞才会导致血瘀。医生治病时的能力,在于衡量使用行气活血时各种药物的配伍和分量的多少。

老年大学的学员林春花,给我介绍了一个四川的打工者,是她家打扫卫生的钟点工。40来岁,消瘦黧黑,诉脐左侧有一块巴掌大的地方发痛,剧时累及后腰背,按之痛加,饮食和大小便都正常。曾去某大医院治疗,说是炎症,于是用消炎药输液,用了很多钱而不愈。我用了王清任的膈下逐瘀汤加乳香、没药和佛手,服3天,没了自发痛,但按压之仍痛,再服3天就痊愈了。

一个外地人到温州打工,想赚点钱带回家真不容易。现在生病上医院,都需要花费不少钱,若是做手术,几年的积蓄便可能一扫而光。如果医生因诊断出错,而使她(他)白挨刀不算还白花钱,实在是个罪过。

突然发病者,大多数是气滞,气滞就是动力不足的意思,不需要寻找什么病灶,也找不到病灶。这种动力不足有两种情况可辨:一是气虚造成的不足,碰到了障碍无法克服;二是动力正常,应该首先以气滞论治。这种气,就是生命的动力。它带着血循环全身,滋养细胞以及五脏六腑。气的运行发生障碍,生命就会作出反应,或发热、或发冷、或疼痛、或呕吐、或咳嗽、或眩晕等各种各样的不同症状。对中医来说,这些症状不是疾病,而是反映健康需要调整的信号。因此,把这些信号当做治疗对象就不对了。例如,发热的用退热,发冷的用温热,呕吐的用镇吐,咳嗽的用止咳……都是错误的。中医之所以要强调辨证论治,是因为发热的可能是真寒假热,发冷的可能是真热假寒,如果治反了就成为送命的医生了。

二十八、临床疑难病例选编

(一)结扎后少腹痛

李某某,女34岁,住解放北路176号,1984年12月31日初诊。

两个月前行输卵管结扎,术后继发少腹痛,治疗多次乏效,初起每日阵发,时轻时重,现一天数次,痛势增剧难忍,伴小便后阴痛,自觉子宫下垂感,带下,少腹两侧压痛,昨天起恶风,头痛身疼鼻流清涕,无汗而喘,脉浮紧,证属少腹瘀血留滞,兼挟风寒外感,治宜标本兼顾,活血化瘀,疏风散寒,处方:

桂枝6克,茯苓12克,丹皮9克,桃仁6克,赤、白芍(各)9克,败酱草12克,海螵蛸12克,麻黄6克,杏仁泥9克,浙贝母9克,薏苡仁12克,甘草4克,生姜3片,大枣3枚。共3剂,水煎服。

药后汗出,表邪解,咳喘平,少腹痛大减,仍稍有压痛,原方去麻黄、杏仁、生姜、大枣,续服3剂,余证均除。

[说明]本例病人为术后少腹瘀血留滞,又挟风寒外感,故头痛身疼,鼻流清涕,无汗而喘,脉浮紧,药用桂枝茯苓丸(汤)以去少腹瘀滞,复以麻黄汤外解风寒表邪,双管齐下,表邪解而里证亦减,败酱草、薏苡仁、海螵蛸、浙贝母活血清热,利湿解毒,既可协桂枝茯苓丸攻宿瘀,亦可治湿热带下,

故一诊得效,表邪解后,即去麻黄汤专攻宿瘀,3剂而平。

桂枝茯苓丸为《金匮要略》方,治少腹宿有癥块,按之痛,腹挛急,血瘀少腹有神效。方以桂枝温通血脉,芍药行血中之滞,丹皮消瘀血,桃仁破血结,茯苓渗泄下行,与桂枝同用,能入阴通阳。笔者以此方治妇人结扎后少腹痛多例甚有效验,真是千古良方。

(二)浮肿——碘番酸过敏

林某某,女,54岁,住百里东路2号,1984年1月15日初诊。

3天前拟进行胆囊造影,服胆囊造影药碘番酸后,翌日颜面及四肢浮肿,全身发痒,寐差,便溏后重,舌淡苔黄,脉沉紧,西医诊断:药物过敏。证属风邪湿毒壅于皮肤,治宜疏风解毒,固表泄湿,升降散合防己茯苓汤加减,处方:

蝉蜕6克,僵蚕12克,防风6克,防己12克,生黄芪15克,甘草6克,茯苓12克,桑皮12克,陈皮6克,白鲜皮12克,地肤子12克,马鞭草12克,徐长卿9克。共3剂,水煎服。

药后浮肿悉退,身痒已去六七,大便仍后重,偶觉肌肉抽痛,续以原方化裁,再服3剂,诸证均愈。

[说明]升降散为杨栗山《伤寒温疫条辨》之方,治疗温疫杂气邪毒,并列15种化裁法。笔者常以此方去姜黄、大黄,加味治疗顽固性风疹和湿疹,或过敏性胃炎、药物过敏等疾患,取效甚佳。此例病人浮肿身痒,西医诊为药物过敏。中医诊为风湿邪毒壅遏经隧,气不行则湿不运,溢于肌肤则浮肿,蕴结皮里则身痒,加以升降散疏风散邪,防己茯苓汤导湿行水,生黄芪、甘草补气固表,桑皮、陈皮宣肺行气导水,白鲜皮、地肤子、马鞭草、徐长卿清热解毒,祛风除湿,合奏疏风解毒,固表泄湿之功。

(三)后枕发烫症

林某某,女,25岁,住城西街12号,1986年7月1日初诊。

产后已7个月,乳汁甚多,最近1个月来,自觉后枕脊中有气上冲感,热烫阵发,发时意识模糊记忆丧失,最近纳食不多,乳汁渐减,血压降低,夜寐多恶梦,腰脊作痛,唇绀、眼燥,足跟痛,证属阴虚血枯,督任空虚,阴不系

阳,虚火沿督上冲后枕,治宜大补气血,滋阴系阳,处方:

生、熟地黄(各)30克,北沙参15克,枸杞子15克,麦冬12克,白芍15克,生黄芪30克,当归身15克,紫河车10克,五味子6克,党参15克,茯苓12克,白术12克,甘草6克,王不留行子12克。共3剂,水煎服。

3剂后,诸证均减,乳汁增多,加减服24剂而痊愈,嘱断乳以自养。

[说明]该妇平素多思多虑,已具明显阴虚体质,乳源于血,血源于食,经云"中焦取汁,变化而赤,是谓血"。今乳多食少,则化源乏,唯赖肾中元阴以继,岂有不虚之理。人之督脉,起于胞宫,主一身之阳;人之任脉,亦起于胞宫,主一身之阴。今元阴天虚乏,则督任空虚,阴无以系阳,虚火沿督上冲后枕,故脊中痛作后枕发烫。人之元阴皆本于肾,上奉于心,以养其神,元阴既虚,则神无所养,故神昏、健忘、恶梦。随之而来,目干而跟痛亦作。药以生、熟地黄为君,合沙参、枸杞子、麦冬、五味子等补元阴,当归补血汤补气以生血,血肉有情之紫河车充填胞宫以济任督,四君健脾胃以开生化之源,王不留行子、丹皮凉血活血以通乳,药证合拍,其疾自除。

(四) 四肢肌肉胀麻不仁症

叶某某,女,59岁,住垟儿路74弄5号,1985年10月4日初诊。

自觉四肢肌肉胀麻不仁,按之觉硬,活动后略舒。自觉后枕有气自脊中上冲,稍多走便觉头晕,须闭目略息方可,纳呆,食不易化,频频上呃,寐差。两年来到处求治而效微。舌光红无苔,脉沉细弱,证为胃阴虚损,脾运失权,生化乏源,痰湿留滞,治宜补脾气,养胃阴,逐顽痰,祛瘀血,处方:

红参须6克(调冲),太子参15克,麦冬15克,黄精15克,羌活、防风(各)4克,葛根30克,炙甘草6克,当归12克,川芎12克,地龙10克,炮山甲6克,蜈蚣2条,天麻10克(调冲)。

[说明]此症确为稀见怪症。据病人自述两年来求医不少,久治乏效,故信心丧失,每天在公园甩手拍脚作为运动,尔后稍感舒服,但几分钟后仍胀麻如初。笔者认为,四肢乃脾之所主,肌肉胀麻乃痰湿留滞而致,视其舌光红无苔,纳味寐差,上呃频。食不易化皆系胃阴虚乏之故,故以红参须益气健脾,以太子参、麦冬、黄精等养胃阴而扩仓廪,葛根、羌活、防风升脾阳以助运化,当归、川芎、地龙、炮山甲养血而逐瘀,天麻、蜈蚣入络搜痰,方药

合拍,一诊见效,复诊5次,服药20余剂,基本痊愈。

二十九、重用熟地黄治疗老年性慢性支气管炎

老年性慢性支气管炎(以下简称"老慢支"),是呼吸系统最常见的疾病,反复发作的"老慢支"发展下去,势必引起"老慢支"—肺气肿—肺源性心脏病三部曲。如何在"老慢支"阶段用有效的医疗手段扭转或截断它的恶化发展,医学界作了很大的努力。本人通过数十年的临床实践,探索重用熟地黄治疗"老慢支",疗效颇为满意。

"老慢支"临床最常见的三大症状:咳嗽、痰饮、喘。中医认为这些症状的病因病机与肺、脾、肾三脏关系最为密切。"咳为气逆,嗽为有痰,内伤外感之因甚多,确不离于肺脏为患也"(《临症指南医案第94页》)。"痰之生,由于脾气不足,不能致精于肺,而瘀以成者也。治痰宜先补脾,脾复健运之常,而痰自化矣"(《证治准绳》),故有"肺为贮痰之器,脾为生痰之源"说。又"喘由外感者治肺,由内伤者治肾"(《类证治裁》),"老慢支"的痰、喘、嗽,治疗虽有肺、脾方面的侧重,然穷病必及于肾,或肺肾阴亏,或脾肾阳虚,或肾阴不足,或命火衰微,终不离乎治肾。因此,对于顽固的反复发作的"老慢支",重用熟地黄,生精补血,峻补肾阴,确为浇水灌根,治病求本之道。"老慢支"若偏肾阴亏或临床阴阳失衡不显著者,则以变通金水六君煎为主方,若肾阳虚者则以阳和汤为主方,关键在于大剂量熟地黄行霸道以求速功。

(一) 变通金水六君煎

金水六君煎为明张景岳所创,谓治"肺肾虚寒,水泛为痰,或年高阴虚,气血不足,外感风寒,咳嗽呕恶,多痰喘急"等症,景岳又称"金水六君煎治虚痰之喘。""外感之嗽,凡属阴虚血少,或肾气不足,水泛为痰,而咳嗽不能愈者,悉宜金水六君煎加减主之,足称神剂"(《景岳全书》"杂证谟")。此方对于以痰、嗽、喘为主症的"老慢支"确有效果。本人改变熟地黄的剂量,改名为"变通金水六君煎",疗效更为显著。

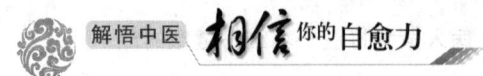

例一,某八旬老妪,咳嗽气逆,痰多喉鸣,声如曳锯,动则气促加剧,两脚痿软,行走乏力,食欲不振,苔腻口干,脉滑大,重按尺弱。证属肾虚痰嗽,投变通金水六君煎加味:熟地黄25克,当归12克,制半夏12克,茯苓12克,陈皮9克,甘草6克,苏子6克,白芥子6克,炒莱菔子12克,生姜10克。服3剂,纳增嗽止,不再复诊。

[说明]患妇年迈阴虚,精血不足,偶受风寒外邪,则肺失清肃。气逆咳嗽,肾虚水失所制,上泛为痰,金水六君煎为局方二陈汤合当归、熟地黄。考二陈汤为治一切痰饮为病的通剂。去秽浊以利水湿,合大剂熟地峻补真阴,其要有二,一者"阴药非重量则仓卒间无能生血补血"(《岳美中医案集》第66页)。二者制二陈辛燥,当归辛温,变方剂以补肾为主,"久病入络"(叶天士),故合当归以入血络。熟地滋阴,阴本主静,无力自动,须凭借阳药当归,半夏之属以推之激之,是以痰可蠲,嗽可愈,喘可止。现代医学认为,"老慢支"有微循环障碍,改善血供,能使机体获得氧气和营养,可有效地缓解或改变"老慢支"的临床症状。因其气逆痰多,食纳不馨,故加三子养亲汤顺其降逆,化痰消食。祛邪倚二陈,扶正靠归地,标本兼顾,虚实并用,切合病机,宜其有效。

(二)阳和汤加减

阳和汤加味治疗"老慢支",近代中医泰斗秦伯未已先得我心。秦氏谓:"我常用外科的阳和汤治疗顽固的痰饮咳嗽,效果胜于小青龙汤。理由很简单,小青龙汤是治疗风寒引起的痰饮咳喘,阳和汤却与痰饮的发病原因和病理相吻合,且能结合到痰多的症状"(《谦斋医学讲稿》第231页)。这里所指的痰饮咳喘证,实则包括了大部分肾阳虚的"老慢支"病人。本人认为,阳和汤治疗痰饮咳喘效果满意,除秦氏列举上述两点原因外,最重要的一点在于方中以大剂量的熟地黄为君,故有此奇效。

例二,某男,56岁,咳喘10余年,遇寒则发,以冬为甚,原为一年一发,愈发愈频,甚者一月数发。此次发作已逾月余,经多种抗生素与止咳平喘药物治疗,效果不明显,证见咳痰稀白,量多,动辄喘咳不止,不能平卧,畏寒祛冷,眼睑浮肿,小便频清,舌淡边暗,脉迟弱,宿有慢支、肺气肿病史。治宜温阳补肾,化痰平喘,宗阳和汤加味:炙麻黄5克,大熟地30克,鹿角胶10克,干姜5克,紫油桂1.5克,炙甘草6克,白芥子10克,杏仁10克,炙苏子10克。共3剂。

药后咳嗽均减,夜能平卧,胃纳不馨,合四君子加味,续服5剂而愈。

[说明]阳和汤为清王绪洪《外科证治全生集》所创,原"主骨槽风流注、阴疽、脱骨疽、鹤膝风、乳癌、结核、石疽、贴骨疽及漫肿无头、平塌白陷一切阴凝等症"。王氏认为"麻黄得熟地不发表,熟地得麻黄不凝滞,神用在此"。扩大此方来治疗"老慢支",补肾药与平喘化痰药配伍应用,切中痰饮咳喘的病机外,还有一个更显著特点是温补肾阳之法从峻补肾阴中去求取。滋阴药熟地用量是补肾阳药鹿角胶的3倍多,温命火肉桂的20倍,符合中医"少火生气,壮火食气"(《黄帝内经》);"治下焦如权,非重不沉"(《温病条辨》)原则,实得张氏"善补阳者,必于阴中求阳,则阳得阴助,源泉不竭"之真髓。对于"老慢支"偏于肾阳虚者,效验昭彰。

上述两方,"老慢支"痰、咳、喘症状突出者,除挟外感发热外,均可放胆投之,屡试屡验。如咳嗽痰多和三子养亲汤或蠲饮六神散或六安煎等配合应用,可加入杏仁、白芥子、旋覆花、胆南星、石菖蒲等品,以清痰火;如气喘息短者,合四磨饮子等,可加沉香、别直参、紫衣胡桃、蛤蚧尾等品,以固真元;如见虚汗,合生脉散,若稍挟外感加荆芥、防风、前胡、薄荷,可辨风寒、风热而加之。总之治法在人,变化于心。

前贤善用熟地者,景岳有美名焉。张氏诸凡补精补阴,悉以大剂熟地为主,动辄二三两,挽危亡于俄顷,夷险图入平川,名噪一时,时人咸称"张熟地"。如赵氏《医贯》、《冯氏锦囊》皆喜重用熟地。近贤张锡纯也力主临床用大剂量熟地,认为"各脏腑阴分虚损者皆能补之"(《医学衷中参西录》"药物篇""地黄解",以下同)如肾阳亏损,亦以大剂熟地为基础,"盖阴者阳之守,血者气之配,地黄大能滋阴养血,大剂服之,使阴血充足,人身元阳之气,自不至上脱下陷也。"张氏还认为:"熟地少用则作闷,多用反不作闷"并附大剂熟地治痰喘验案。如邻村李媪,年七旬,劳喘甚剧,十年卧寝,每日用熟地煎汤当茶饮之,数日即安卧。又如一室女,资禀素羸弱,得温病五六日,痰喘甚剧,治以《金匮要略》小青龙汤加石膏,喘止。至寅时喘复作,神恍怔忡,脉如水上浮麻不分至数,煎熟地四两,生山药一两,自晨至暮,共用熟地12两,竟能救此垂危之证,张氏赞曰:"熟地之功用诚伟哉!"

目前,中医治疗"老慢支",或借鉴于西医感染学说,辨证论治加鱼腥草、大青叶等清解消炎药物;或从冬病夏治论,偏重于温肾助阳。上海医科大学沈自严等通过温肾阳法治疗"老慢支"的实验研究(《中医杂志》1981年第10期),观察内分泌(下丘脑—垂体—肾上腺轴与甲状腺轴)与免疫(细胞免疫与体液免疫)的变化,探讨"老慢支"发病原理,认识到肾阳虚者,尿17羟低下,且ACTH试验呈延迟反应,血浆ACTH浓度低下,血浆皮质醇昼夜节律紊乱,E—花环形成率与正常人有明显差异。熟地滋阴补肾,虽无杀菌消炎作用,也无温肾助阳作用,但有实验证明,养阴药能提高人体免疫功能,抑制细菌生长,促进自身健康的效用。希望能引起有关专家学者注意,并用实验研究加以验证,开拓治疗"老慢支"的多种途径,提高临床疗效。

三十、葶苈子治哮喘的故事

《伤寒论》有葶苈大枣泻肺汤一方,治疗痰多喉鸣的肺实证,效果极好。我在临床时碰到很多因感冒或哮喘病人,都加用葶苈子,取得很好疗效。然而,现在很多中医生不知道葶苈子的用途了。我这话也许会有许多人不满意,认为我打击面太广。我想不满意的人倒是越多越好,这说明很多人会用葶苈子了。治疗哮喘越早越好,容易根治。然而,我所治疗的病人中,有的竟然是在有名的医院中工作的。这个医院是病人排队挂号看病的,而它的中医生不会用葶苈子,能说得过去吗?

我的同事戴某的外孙,生下来还只有10个月就发高热、咳嗽,痰多、喉鸣如作水鸡声。听诊胸部有严重的、大面积的湿性啰音。去儿童医院就诊,医生说是肺炎。可是住院治疗10余天,费用2万多元,高热还没有退,仍要带面罩输氧。父母恐慌,叫我出诊。我一看孩子这么幼小,用药如此之多,怕肝脏有问题,触摸孩子的肝脏,果然肿硬至脐下。我束手告退。其父母当夜送孩子到上海。三四天后,来电话说上海医院只注射几次红霉素针,就退了热。但其痰多喉鸣如哮喘状尚未治好。问我能不能用中药治疗,我说可以。孩子回温州后,我只用了通常治咳嗽的药方,加一味葶苈子,痰多喉鸣很快就好了。此后,这孩子一得病(大多为感冒发热),就来求治。一直到8岁后人高马大,其母才携其出国。

记得我初出茅庐时,治过这样的病状,用药总是不好,于是我去请教胡天游先生。胡先生是永嘉县有名的中医生。他问了症状后,就说:"你只要加一味葶苈子。"我照他说的做了,果然一治就灵。他告诉我在《伤寒论》里,有一张药方叫做葶苈大枣泻肺汤,只用葶苈子和大枣两样药,治疗肺热痰多,效果很好。但现在使用的人很少,不知是什么原因。

有一次,我的侄孙媳抱着她的还不满两周岁的儿子来我家,也是喉中咕咕作响。说到儿童医院看了半个月还没有好,叫我给开张方。我见孩子鼻下都是浓鼻涕,还时常打喷嚏。这是一种感冒未发散的症状,就用清肺散加葶苈子,没几天就见他痰咳都消失了。

身体发热哮喘初期最容易被误为肺炎,大量使用抗生素是最愚蠢的。因为很多抗生素都会破坏人体微生态平衡。这种平衡受破坏的表现是出现口腔糜烂,真菌寄生。过去的西医没有微生态平衡这个概念,有人以为口中发炎更要使用抗生素了,结果就越治越坏。微生态平衡的意思是指人的健康靠体内许多微生物平衡。例如,大肠里的许多功能,靠大肠杆菌的正常活动;小肠里也有很多乳酸杆菌,小肠的功能也靠它们;从口腔到胃,各种各样的细菌多得不得了,有害菌和有益菌都有,它们在一起才会平衡,否则我们就会生病。这说明过去我们把细菌当作敌人是错误的,千万不能滥用抗生素。

三十一、五苓散治愈输尿管结石的故事

家中房子要拆迁,院子里的邻居都搬走了,住进了许多拆房子的农民工。我是最晚搬出去的,而租来的房子又与拆迁的工地相邻。包工头叫小昆,经常带农民工来看病,他妻子跟我的老伴混熟了。最近,小昆又在附近包下了一些房子,一个帮他开挖土机的工人生了病,带来叫我看看。

这是一个只有二十多岁的小伙子林某,未婚,诉说昨晚睡下没多久右侧腰痛,晨起后仍酸疼不已,说是腰扭伤。我让他俯卧在诊察床上,按不到压痛的地方,首先否决了腰扭伤的说法。他大、小便没有异常,叩击右腰部有疼痛,心想是肾结石,但不知为什么没有急欲大、小便的症状。对中医来说,病人的自觉症状是处方的最重要的依据,没有依据不能乱处方。于是嘱病人先去做B超检查,果然是左肾结石伴积水。正想给他处排石汤,但犹豫不决。因为中医不能把西医的B超诊断做依据的。

过去,温州也有几位中医据说治肾结石很有名,我看过他们使用的药方,也都是一些利尿的药物。其实,排石的药方也多是利尿的,意思是用水冲下结石。但这种药使用多了容易引起肾萎缩,中医的术语叫做利多伤阴。刚想到这里,病人说自己上午还没有吃饭。我问为什么?他说一上口就呕吐,不吃就不吐。这种"饮入即吐"的表现是五苓散证,日本汉方中称为水毒症。病人还说有恶寒的表证。就我的经验而言,不管有否结石,首先应该解表。就决定给他处五苓散加术附姜枣。3剂后,病人来复诊,所有症状都消失了,叩击腰区,已不觉疼痛。

老年大学学员金某,70多岁,诉右腰部胀如气阻,大、小便都感到急迫,但上洗手间又不见下。叩诊腰区有刺痛感,这是很明显的肾结石症状。就中医来说,这是承气方证,当然不能以肾结石来处方,就给开了承气汤。病人自服药后,泻了几次,大小便急迫感虽减轻,腰胀仍有。来电话问,我嘱用炒盐热敷神阙穴(脐),没多久,即感到腰胀突然消失了。

上述两例肾结石用了两张不同的药方,一用温阳利水解表,一用泻下决渎,都是根据病人的自觉症状,辨证不同,用方不同。而炒盐温脐是不需要根据辨证论治的。因为,这是一种物理治疗,通过温脐,能使输尿管得到松弛,加速了结石的排出。

三十二、病机的故事

邓铁涛先生说:"现在看来,西方的理论是往中医的理论靠,首先是医学的模式往中医这边靠。以前就是一个生物医学模式嘛,现在已经重视到心理和社会的因素,成了生物、心理、社会医学模式。"(见《邓铁涛寄语青年中医》第309页,人民卫生出版社,2004年11月)全科医学的意思是做临床的医生还要学会中医,这表明中医临床治病的能力已被重视。为什么已学过西医的医生做临床还需要掌握中医的治病方法呢?因为,中医学是真正的全能的生命医学,只有生命医学才重视以病机治病。我们认为,《伤寒论》的"六经"所述,就是所有疾病病机的规律和治病的纲领。

陈存仁编辑一套日本人写的很著名的汉方丛书,叫做《皇汉医学》。《皇汉医学》里说"临证察机,使药要和,谓之上工"。这个"机"是什么呢?这个"机"就是病机。临证的时候,首先是要察明病机,然后再根据这个病机来处方用药,使方药与病机相契合,这样一个看病的路子就是"上工"的路子。"临证察机,使药要和者,似迂而反捷",这样的方法确实好像有点迂。病人来了,还要察什么"机"啊。但是这是古人试从病因入手诊治疾病失败后悟出来的一个真道理。现在让我讲一个真实的故事来说明"临证察机"的重要性。

绍昆的父亲娄老先生原在温州四中当教师,教过英语、地理。因成分是地主,1962年被精简,回乡种地。那个时候,即使是10分劳力的农民,一年干下来,也分不到多少粮食。一个几十年以教书为业的教师,当然不能胜任重农活,赚不了多少工分,生活就十分困难。但作为父亲,却觉得最难为的是子女的前途。绍昆已高中毕业,户口随父亲迁到农村,在农村每天只能赚二三个工分,觉得自己前途渺茫无望。后经父亲友人何黄淼先生的指点,开始自学中医。老先生想对儿子做点力所能及的帮助,也自学中医。他挤时间抄来不少验方单方,以为这才是学医的阶梯。

人在社会中生活,也在为社会做工作,以工作来获取自己的生活需要。娄老先生学医,是因为他不能再当英语教师了,而却又无法以做农民来维持生活,学中医使自己成为一个对社会、对家庭有用的人,就成了他的选择。老先生患过肺结核,他本认为精简以后无钱医治必死无疑,谁知道肺结核却奇迹般地自愈了。1981年10月的一天,他感冒了,发高烧,自己开一些辛凉解表的中药服用,总是无效。西药亦用过不少,体温反而越来越高,高达40℃。娄老先生原来以为中医是经验医学,每一种病总有几个有效的汤药来医治,只要记熟别人的经验药方,就可以治病。岂知这一招不灵了,无疑使他遭到了一记当头棒喝。经绍昆诊后,认为是少阴病,当用麻黄附子细辛汤。老先生服药后,果然热退。事后他把处方给父亲一看。老先生大吃一惊,说:"你明知我有肺结核病史,又是阴虚体质,当时发高烧,体温39℃,脉搏每分钟100次,还用这等温热药物,岂不有点危险?"绍昆说:"要说危险,老年人在发高烧时的危险,莫过于出现感染性休克。临床上在发热、脉数的同时,如出现形寒肢冷、神疲脉弱时,就要高度警惕。你受凉后发高烧,但手脚冰冷,两条棉被盖在身上还觉得怕冷,再加上精神疲惫,脉象细弱,这是阳虚表证,就是《伤寒论》中的少阴太阳并病。万幸没有出汗,还可以用扶阳解表的麻黄附子细辛汤退热降温。如果老年人在发高烧时,形寒肢冷再加出冷汗的话,那就有亡阳的危险。亡阳,就是阳气衰亡。人的生命靠阳气支撑,亡阳就有失去生命的危险。《伤寒论》中用'四逆辈'汤方,轻的有桂枝加附子汤,重的就是用四逆汤一类的药方了。虽然你是阴虚体质,但从中医的病机来看,当时急性阳虚和风寒表证是身体的主要矛盾。只有迅速地解决这一主要矛盾,才能退热降温,才能保阴存津。病有标本缓急,急则治标,缓则治本。"但老先生仍觉得这是偶中,告诫绍昆说:"下次遇到别人患我这样的病,千万勿开这样辛热的药方。做医生不同于别的职业,偶有闪失是要吃官司的。"绍昆年轻,听了像罩上一头雾水。在事后的30年中,老先生又两次患外感高热,由于临床症候相似,绍昆都用同样的药方治愈他的病,这时娄老先生才逐渐相信《伤寒论》临证察机的重要性。

"文化大革命"期间,绍昆的外甥5岁。麻疹后外感发热,其叔公是西医小儿科医生,血常规检查白细胞升高,他使用抗生素进行治疗10多天,高热不退,白细胞仍不断攀升。其叔公认为既然白细胞升高,就应再用抗生素,如无效,必须送杭州求医。绍昆认为,此病儿虽然高热无汗,但手脚冰凉;口唇虽然干燥,但不欲饮水;精神委靡(即"但欲寐"),脉微细,是少阴病,当用麻黄附子细辛汤。既然西药已经无效,不如在送杭州前,姑且用中药一试。其外甥服中药后,神清热退,而白细胞依然有居中不下。其叔公认为这说明中药无效,因为根据血液检验,白细胞没有下降,他坚持要送杭州。但绍昆说,既然热已退净,精神已经恢复,"得神者昌",中医根据精神状态,可以判定白细胞等几天必降。后来果然被他说中。从此以后,他在村子里就有了一些名气。这个故事说明,中医治病,当以病机为重。判断疾病的进退,中医以精神状态为准;西医以检验单的数据为准。我的外孙患感冒,头痛,精神不佳。女儿要我诊治。服中药后,我为他挑刺数穴治头痛。下午,女儿来电话说,药后体温反而升高。我问精神状态如何?她说:"比上午好得多。"我说:"快要退热了。"晚上果然热退净。所以,体温高低,不能说明病势的进退。精神状态好不好,才是中医观察生命抗病进退的关键。

说起病机,还有一个故事。20世纪70年代某日,胡乔木同志在无锡患病,病情是感冒后发热持续多日不退。无锡市卫生局曾组织多次中西医会诊未效,有关方面向上海求援。上海市委特邀张伯臾前往诊治。伯臾先生诊为虚人感冒,处方以参苏饮加减,第一味药为生晒参10克。胡乔木同志懂中医,发话说:"张医生,用人参恐不妥吧?以前北京某医家曾为我诊过病,谓我系阴虚体质,不宜用参。即使用,也只能用西洋参,但量要少,每次只能一片含服,这次用10克生晒参是否……"伯臾先生听后一笑,说:"从病证和舌脉上看,我看必须用人参,我可以暂留在此,待你热退。"胡乔木同志点头同意,依方进服1帖,热退,继续再服1帖,痊愈。此后,张医生就经常飞机往返京沪,为中央领导治病,遂有"当代国医"之称。

机,《现代汉语词典》的解释是:"事情变化的枢纽;有重要关系的环节。""病机"是在病因侵犯人体的情况下,生命抗病系统信息运行的变化。医生治病,就应该顺应这种变化的规律,因势利导地帮助机体恢复健康。人的生命是一个极其复杂的信息体,有着极强的自组、自调、自稳定的能力。在疾病过程中,生命是主体,病因是客体。这一观点完全符合辩证法中"外因是变化的条件,内因是变化的依据"的精神。

第三部分

中医疗法：没有治不好的病，只有没本领的医生

"母亲虽然没什么设备，但看的病却不少，除了不正骨，不开刀，她什么病都治，不分科，不分男女，什么样的人都有，什么病都有。经常有刚出生的婴儿被抱到母亲这儿来，或抽、或烧、或将死。母亲拿一根细细的针灸针，扎扎手，扎扎脚，扎扎肚子，往嘴里抹点药，头上敷点药，孩子就好了。母亲看婴儿不摸脉，是看手，看手指上的血管和掌纹等。有时她看过婴儿的掌纹后会连连叹口气，我就知道这孩子是智障。如今，人们治疗银屑病、再生障碍性贫血等病非专家不可。我就感到奇怪，医生就是医生，还分什么专家？专家的含义是不是单项分高于普通医生？可我小时候看母亲治这类病都是平常病，也是手到病除的病。看如今专家治银屑病告诉病人绝不可沾酒，我就想到母亲治这病恰是服用药酒，只是治疗再生障碍性贫血时药稍贵。我记得母亲再三劝一位病儿的母亲，说她15岁的女儿得的病是比较严重的，一定不要疼惜12元钱，把药抓了给孩子吃。后来那个孩子死了，母亲很奇怪，一打听，那病儿的母亲果然是舍不得12元钱，没给孩子吃药。"（见艾宁《问中医几度秋凉》6~7页）

癌症、红斑狼疮、艾滋病、类风湿、过敏症、疱疹、高血压、糖尿病等所有的慢性病，都已被认为是不治之症，可是，现在却发现这些病都有很多痊愈

的病例。原来,《黄帝内经》说过:"谓其不治者,未得其术也。"此话是告诫做医生的,不应该认为自己治不好的病,就是不治之症,拿它来恐吓病人;天外有天,人外有人,应该鼓励病人另找高明。

艾宁的母亲掌握了很多的疗法,这些疗法不需要什么设备,如果运用得当,一二下就可能救活一个将死的病人。这些疗法能治疗很多被认为是疑难病或不治之症,这些病可能是另一些医生的平常病。这是什么道理我不便言明,我相信读者中一定会有很多答案。

本部分讲笔者运用各种疗法治疗不同的适应证,除了施用中药外,还有灸治、针治、挑针、放血、割脂、药饼热煨、草药外敷等。也就是说,做一个中医,必须掌握很多的治疗方法。任何疗法都有它自己的适应证,也有它的局限性,因此,仅掌握少许疗法的医生,面对无限的疾病表现,无疑于守株待兔。200多年前,美国曾经流行放血疗法。放血疗法也确实能治好一些疾病,但美国总统华盛顿却死于放血治疗。他一天放血4次,因贫血而死亡。可能在那个时候美国还没有输血那一套。中国的放血治疗,只对实证的人使用,而不会对贫血的人使用,因为中国有中医的理论指导:"毋虚虚,毋实实",就只有6个字。这6个字的意思是:不能用攻的方法对待虚证的病人;不能用补的方法对待实证的病人。因此,华盛顿如果在中国,就可能不会被放血致死了。

中医临床治疗时大忌用语言恐吓病人,因为病人的心理因素对疾病的治愈起很大的作用,因此,中医认为语言也是一种疗法。医生治病的目的是为了把病治好,只要能迅速治愈疾病的疗法都应该使用。治病的目的,就是使病人迅速恢复健康。因此,必须强调思想工作的重要,也就是说,病人找你看病,那是对你的信任,他听你的话,吃有毒的药(是药三分毒),没有信任是做不到的。医生不能辜负病人的信任。治不好病,是自己的知识不够,掌握的治疗方法不多,不是病人的病无法可治。做医生的对此要有思想准备,不能自以为是,说不该说的话,辜负病人的期望。如果临床医生不知道使用语言的重要性,那是医学教育的悲哀。

人是有思想的动物。思想能使人生病,思想也能治愈疾病。因此,思想意识的错道就会使疾病加重,思想意识的正路就能帮助疾病迅速痊愈。例如,癌症本来就是一种慢性疾病,可是有的人受到患癌必死论的影响,因而被吓死了。这就是思想意识上了错道。笔者访问过许多痊愈的癌症病人，总结他们几十年还活着的原因，关键只有一点：就是他们不认为得了癌症一定会死。死亡是一种与生俱来的信息，而且随着年龄的增长而加大，谁也避免不了死亡。但是，你还不到死的时候，你就千万别常常想着它。

人与动物的不同，是因为人是有意识的。意识是生命的指挥部，被吓死，是意识倒塌，也就是指挥部倒塌，生命没有了指挥部是不行的，所以死了。郭林气功使上万癌症病人恢复健康，念力医学的创始人何斌辉治愈上千个晚期癌症病人都是有案可查的。意识既然会使人死亡，有这么大的力量，意识当然也能使人战胜癌症，这就是许多人学了某种气功后战胜癌症恢复健康的原因。

中医内科称为大内科，意思就是它统治妇、幼、内、外诸科之病，不受任何限制。我碰到好几位类风湿、红斑狼疮的女性病人，都是在医院里治了很久的。医生告诉她得了这种病没法治了。我告诉她们："没有治不好的病。说你的病治不好，不能听。你年龄还轻，"阎王簿"中还没有你的名字，只是因为还没有碰到有缘分的中医。"后来她们都痊愈了。读者们如果不相信，我留有她们的电话，谁都可以跟她们联系。

我认为，没有治不好的病，只有没本领的医生。也许有人会问我："你是不是什么病都能治好？"我的答复是："不！我也有许多病治不好，那不是中医的不好，而是我学得不够。"因此，我对自己治不好的病，会介绍给比我好的人，我决不跟病人说，他犯了没法治的病。因为我们屡见不鲜的是，许多自己治不好的病，很快被别人治好了。

我碰到自己治不好的病，决不告诉病人说他的病无药可治。因为，医生不是神仙，算不到人的死生，即使无药，也还有其他治疗方法，否则，为什么会产生几十种自然疗法呢？一个医生，难道他能掌握所有的治疗方法吗？而现在的一些医生，只掌握一种疗法，甚至一种疗法都还没有掌握好的医生，也就是那些只懂得在某个地方做手术技巧的医生，也就是最喜欢跟病人说他得了不治之症的医生，在自己治不好的时候，拿恐吓作为掩盖自己无能的手段。我会嘱病人另找高明，而不是嘱病人长期吃我的药。因为，天外有天，人外有人，既然自己治不好，不是这个病无法治，而是自己的知识不够，不能耽误病人。

一、灸治神效

灸，对中医来说是一种补法。它能激发阳气，增强自身能力，适合因阴寒而患病的病人。

灸治是用搓细的艾叶的细纤维——艾绒，放在皮肤的穴位上，点上火，以艾绒燃烧所产生的热，灼痛皮肤，以此来刺激经络治愈疾病的方法。除了直接用艾绒灸之外，还有许多夹药灸治的方法，例如隔蓖麻仁灸，治疗胃下垂、子宫下垂和面瘫；用隔巴豆灸，治寒积、久泻或关节炎；隔附子灸，治阴疽肿毒……总之，前贤给我们留下很多的灸治方法，到我们这一代，真正在临床上用起来的却很少。如果我们真能用起来，很多疑难病也就不疑难了。

灸治简单易学，容易掌握，取效迅速，人人都可立即学会。我有一病人得类风湿，我告诉他类风湿表现比较顽固，除用药外，自己应学会灸阿是穴法，我一示范，他就学会了。现在他每逢发类风湿肿痛，就自己灸治。

（一）灸治的作用

现在利用灸法治病的极少，很多针灸医生都只针不灸了。一是灸比针痛，病人一般不愿意接受；二是灸后的灸疮，不仅影响美观，有的病人还害怕感染，因发炎变生他症。人们并不知道日本和韩国都很重视灸治。有一个时期，日本肺结核流行，曾开展"国民三里灸运动"。这一运动，有效地遏制了肺结核的蔓延。所以，日本流行"若要安，三里常不干"的民谚。常灸，常起泡，流水，或化脓，就是"不干"的意思。灸的地方，腐烂，化脓，就相当于感染，也不需要害怕。敷些消炎药物或拔脓草药，就很快结痂而痊愈。日本人为什么不害怕变生他症呢？为什么会害怕发炎？那是因为受了病灶感染论的影响。病灶感染论已经受到批判，可是，流毒还在。根据现在的研究，感染也是一种自我防卫，没有必要过分害怕。本文不加解释，是因为再讲就离题了。

我29岁的时候得了结核性胸膜炎。那时候我没工作，刚开始行医，经济非常困难。也许有人听了觉得奇怪,会问:"行医不是工作?"读者们并不知道那个时代,应该叫做集体化时代,个体行医就有些像反革命,是不合法的。因此,赚不了几块钱。我住到未婚妻家里,靠她一家人的支持。晚上,我的内弟替我灸背后的膏肓穴,每天30壮。如此灸了两个月,背上烂了两个大疤,胸膛的摩擦音消失了。两年后去做了透视,两肺好好的,没有什么钙化灶。如果当时用抗结核药,不要说肝损害如何,即使说已经好了,还有钙化点留着的后患,何日重发不可知。

针灸一些重要穴位以提高免疫力,也是中医学专家们一再提出来过的。现在灸法快要失传了。灸治不仅有很广的适应证,而且有许多疑难病非灸不治。如果在我们手里丢失这种传统治疗方法,对祖先,对后人,我们这一代都说不过去。

(二)阿是穴灸法

笔者利用阿是穴灸治法,一举治愈几种向来被医界认为的难治之症,颇有一些心得。而且,有的病还有个西医的名字,也就是病名。可是,西医搞病名是为了诊断,不为治疗,否则,他们为什么有许多能讲病名的却无法治疗呢?

阿是穴就是得了某种病后,体表按着的压痛点,灸了这个压痛点后,此病就霍然而愈了。这个压痛点就叫做阿是穴。利用阿是穴治病,疗效极其迅速。但是,当灸而用针的,效果就不好。这好比针法中的烧山火和透天凉一样,当怎么用就得怎么用,用反了就起不了作用,甚至发生反作用。我在临床中发现有多种病是可以用灸法的。

最有意思的是治类风湿。因该病被认为是世界级难题,病人检验血液,会发现免疫功能缺损。病人常发各手指小关节疼痛,或肿胀,发多次后,关节会变形,屈伸不灵,久而久之还会扩散到腕关节,更容易发心脏病。治疗时,可将发疼的手指关节屈曲,关节两端顶点,压到痛点,以米粒大艾绒灸一炷即可。我的朋友张某,患类风湿,有几个关节已经变形,问我有无办法。我说,已经变形的关节,我没有办法使之恢复,但我能使发痛的关节不再变形。于是她每次发疼,即来治疗。这样治疗了四五次,至今她已70多岁了,10多年来,就没有再痛过。

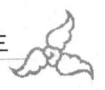

此法还可治冻疮。我妻子和内弟每遇天冷就长冻疮,夜里睡觉痒得难熬,也可用米粒大艾绒灸一炷,马上不痒了。

我还发现,治疗类风湿、网球炎、关节炎等,有时候按不到压痛点,或灸的位置不准确,治疗就没有效果。但没有压痛点的病人,在某个特定的时间,又会发现压痛。发现了,马上灸,效果同样好。这是什么道理?我认为,当生命的自组织能力处在活跃的时候,发现有信息运行障碍,就容易发挥能力,组织了阿是穴。为什么说"组织了"?生命是一种信息,按一定的程序运行,它存在着一种自组织能力。疾病就是因为这种运行能力遇到了障碍,为了自卫,它就会产生一种克服障碍的能力,这种能力,就是自组织能力。当它遇到障碍后,疾病与自组织能力就像弈棋双方,需要通过一定的计算,在经络中找出一个最好的放大点来克服障碍。因此,当我们觉得自己有某种病需要治疗,但找不到压痛点,最好留意一下,发现压痛的地方,马上针灸治疗,就能获得佳效。切不要耽误了这个最好的治疗时间。因为,生命是动态的,也就是时虚时实的,有时它很活跃,有时会变得沉默。发现压痛点的时候,就是治疗的最好时机,这就叫做机不可失。

中医把许多疼痛称为痹症。灸治的重点就是阿是穴。笔者用巴豆灸阿是穴的方法,治愈李某多年的膝关节炎。李某,40岁,女性,年轻时膝盖受过外伤,4年前红肿疼痛,后注射青霉素治愈,但两年后遇寒或阴雨亦即发痛。该症当然是已经由阳转阴。我采用了巴豆灸的方法:用老姜切成薄片,以针刺穿数孔,放于阿是穴上,再用镊子夹住巴豆点燃,置姜片上,热气穿过姜片孔使穴位受热觉烫为度。治了3次,这一年来遇阴雨、寒冷,关节炎均未复发。

(三)绞肠痧灸法

天热发痧病的特别多。痧症奇特是因为发病突然,症情变化多端,没有固定的症状,而且有的十分凶险。热痧发时用退热药越服体温越高;冷痧则大热天用几条棉被也盖不暖;懵痧则突然休克昏不知人,如救不及时易有生命危险;绞肠痧则腹痛如刀挖心,手足厥冷,甚至痛到昏死……用西医的说法,这些病都有可能是因高热天气,造成体内电解质紊乱而致,但是却没有治疗的办法。许多人天热生病都不愿意去医院治疗,因为西医不懂痧症治疗，常有出事故的。有的西医用药后还造成后遗症久治不愈。

绞肠痧是痧症中比较常见的一种。因为疼痛，病人极度痛苦，有的甚至昏厥。20世纪60年代，我出道不久，行医也不敢收诊费。当时云和县正在建造许多小型水电站，开山的工人在烈日下工作，出汗很多。汗后则饮山坑里流下来的冷水。一冷一热，身体不好的就易发绞肠痧。所以，我认为天热活动后，或剧烈运动后不宜贪图一时的凉快，大量饮冷水或冰镇的饮料，否则就很容易发病。当时那里的工地上根本没有什么药物，我知道针灸对突然发病的病人是最有效的，所以，身上常带毫针和艾绒。凡是碰到绞肠痧病人，都以盐填脐（即神阙穴），点燃如豌豆大的艾绒，灸至不痛为止。

（四）灸治网球炎

手肘、手臂，平时好好的，但只要稍举一点点有重量的东西，就会痛得举不起来。拿水杓、凳子，都因痛而撒手。这种病叫做网球炎，意思是指打网球的人，手臂部肌肉剧烈活动受伤，以后就发炎作疼。40岁以上的人，发这样的病比较多，当然不一定都是打网球而得的。我们可以把它联想到因剧烈的手臂活动，引起肌肉损伤而产生的，称为网球炎。然而在我的观察中，却发现有许多人并没有什么剧烈活动也会发这种病。

有人治疗网球炎采用封闭疗法：将止痛的药水直接注射到疼痛的地方。其治疗用意是由于药水的止痛作用，阻滞了痛觉神经的传导，使受伤的部位能借此机会自我修复，疼痛得到消除。医生过去用的注射药水，都是强的松龙等激素类药物。这种药物的副作用是破坏内分泌平衡，还会使骨质疏松。所以，这样的治疗不是好方法。许多人反映没效果，当然有的人也确实给治好了，另有一些人则会在很短的时间里复发，只有少数人疗效可达数年之久。为什么疗效信息的反馈会有这样的不同？因为，每个人自我康复的体能不一样。

我在临床治疗过很多的网球炎，大多数人都马上见效，少数人需要过几天才有效，只有个别人在1周内才见疼痛消失。网球炎的病人屈肘时，都可以摸到骨尖上有压痛，只要在压痛点上用米粒大的艾绒直接施灸，

90%以上的病人疼痛症状就能马上解除,立即感到不疼了。艾绒就是中药店里的艾叶,买来用手搓细,叶茎、叶脉搓不细,可以挑出来丢掉。

根据此病的临床实践,我认为如果是炎症的话,用一米粒大的艾绒一烧,怎么就能够把炎症一下子消除掉,所以这种疼痛不是炎症;其二,说手臂的强烈肌肉损伤,然后发炎变成了疼痛,也不对。很多病人都是家庭妇女,有的是专坐办公室的文职工作者,手臂肌肉也许比林黛玉还不如,连稍重的家务活都没干过,哪来的肌肉损伤?因此,用网球炎来称呼,或用剧烈的手臂活动来说明致病的原因,似乎都不妥当,而且也不科学。

现在有人发明了用小针刀的方法,治疗这种叫做网球炎的疼痛。其方法是用像刀一样的针,刮这个压痛点,认为之所以发生网球炎,是因为这里的压痛是骨边的筋膜粘在骨头上,使用小针刀剥离粘连的骨边的筋膜,使其恢复原状。这种生病原因的解释,类似西医的病灶概念,道理不充足。因此,有的有效,有的无效。不过,它总算有一点效力,但却宣传得很厉害。发明者对为什么有效,为什么无效,自己也不能解释。其实,有效的原因是因为小针刀的治疗是很痛的,有的人因刮时剧痛的刺激,放大了信息通路,才会得效;无效的原因是,刮开的地方,仍然恢复粘连,所以无效。利用阿是的灸法有效率高,是因为它只是运用生命自身的能力。

为什么用灸压痛点的方法能治愈网球炎呢?读者应该从另外一个角度来考虑。如果有兴趣,请认真阅读笔者有关阿是穴治疗的论述,因为,从压痛点治病的疗效来看,它同样属于阿是治疗。笔者才把此类治疗方法称之为"阿是效应"。

(五)脊椎压痛点灸法

生了某种疑难病症,例如腰痛经久不愈,如果在脊椎上能找到压痛点的话,就应该进行灸治。灸治的方法如同上面所说的一样,一般都只要灸一壮(炷),灸疮应该让其自然痊愈,即使发炎腐烂也不要紧,这是为了出尽毒气。有一种保健的方法是在古历六月初六中午,在背脊骨上施灸,从胸椎第一节始,灸至腰椎末节,每节均灸一壮。这种灸法可以帮助身体衰弱的病人恢复健康。因为,脊椎上有督脉,督脉是诸阳之会,意思就是阳气集中的经脉。生命的活动靠的就是阳气,阳气充沛,生长机能就会旺盛,身体衰弱的人,阳气旺盛了,就会使衰弱变为强壮。这种灸法对于年轻人、怕冷的、阴盛的人,特别有效。

(六)灸法不能丢

原上海中医学院院长裘沛然先生著的《壶天散墨》中有一篇文章《荧荧燄火起膏肓》。他说:"现尚存有《明堂心经》、《备急灸法》、《扁鹊心书》等书,其中记述灸治的适应证很广,如哮喘、虚劳、伛偻、咳嗽、肿胀、痞块、泄泻、痢疾、呃逆、消渴、痛证、头风痛、痹证、癃淋、疝气,以及儿、妇、外、伤各科的某些疾病,多至不胜枚举。"他说:"记得从前有一位青年医生颇为得意地同我谈起一个验案:他治疗一休克病人,已经出现四肢逆冷和无脉症状,在急迫情况下施用了一次灸法,当艾灸太溪穴十壮以后,竟得脉回身温,把重症抢救过来。他不禁惊奇地问我,为什么灸法会有这样大的作用?我听完了他的讲话并沉静一下以后,随即在书架上拣出一本书,并将书中所载内容给他一阅:'少阴病。吐利,……脉不至者,灸少阴七壮。''伤寒脉促,手足厥逆者,可灸之。'书中并有注释,指出灸少阴应是太溪穴。这位医生看完以后,神情有些吃惊,他原先认为这是一次重大的发现,却没有料到张仲景在几千年以前就已经把这个好经验载入了书册。"他列举很多艾灸奇迹,许多难治之症,久治不愈因艾灸而霍然治愈者不在少数。

二、痈疖灸法和治疗

痈为肌肉脓疡,即在真皮下的肌肉发脓疡。疖是真皮间的脓疡。中医说痈者,壅也。患痈是经络壅塞、阻滞不通的意思。痈初起,发出米粒大小疙瘩,头上有白色脓状物。根深,按之连根作痛。很快肿大,真皮腐烂,上覆一层浓绿色的脓层,连及肌肉,似蜂巢样。一般来说,痈、疖的发作期,消炎抗菌药都没有效果。痈、疖使表皮和肌肉腐烂,痛得很厉害。《史记》说项羽亚父范增,患背痈被痛死了。记载说明它们不仅是个厉害的病,痛得连范增这样有意志力的人也耐不住。

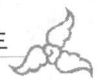

（一）生痈疖的原因

从细菌学的观点，生痈疖是葡萄球菌感染。如果把痈疖的疮面拿到显微镜下一瞧，果然会发现许多葡萄球菌。但现代新的研究发现，人的皮肤上、口腔里，都有许多葡萄球菌生存着，为什么它们不感染，不使人生痈疖呢？现在最新的观点是，不管是有益的或有害的细菌，它们在皮肤上、身体里，只要有得吃，就会老老实实地生活，不仅不为难人，还与其他的微生物构成了一个生态系统，相互制约，平安过日子。在我们的皮肤上也有一个细菌生态，包括大量的葡萄球菌，它们形成了皮肤的保护层，保护皮肤的功能正常。所以，经常使用杀菌的肥皂洗皮肤，会破坏这个保护层，反而易生皮肤病。过去我们宣传清洁皮肤要多洗澡，清洁口腔多刷牙，商人便宣传他们的肥皂、牙膏杀菌能力如何地好。现在我们提倡微生态平衡，这些肥皂、牙膏的杀菌说都不见了。这说明商业运作与医学治疗是完全不同的两码子事，凡是涉及医学的商业宣传，都不能过分相信。他们今天这么说，明天又那么讲，都是为了经济利益，而是不是对的，就很难说得清，你相信了，就会落入它的陷阱。现代研究与过去的说法有了矛盾，孰是孰非，读者自己独立思考。

从中医学的角度来看，生痈疖是内毒外发，也就是人身体里有了毒素积累，阻遏了生命信息的运行。生命为了自卫，就在体表找到一个部位，牺牲一部分皮肤和肌肉的细胞，利用它腐烂时发生的疼痛，刺激经络，放大信息通路。可见，我们显微镜下看到的脓液中或细胞组织里的葡萄球菌或铜绿假单胞菌不仅不是我们的敌人，而是我们的朋友。它们在我们需要它们牺牲的地方使劲，让那里的组织腐烂产生疼痛，放大了生命的信息通路。不过，事物都有它的正负面。这些细菌用得好，当然起的是正面作用；如果用得不好，它们自然就起反面作用了。这就是许多人生痈致死的道理。笔者认为，生痈疖的地方是生命自己安排的一个穴位。

（二）治痈疖的方法要在初起之时立即艾灸

痈的厉害程度与所生的部位有关，例如位于颈项后正中督脉上的称为对口痈，就是个生死攸关疾病。我的理解是，凡是位于任、督两条经脉上的痈,都是很厉害的,其他部位就比较好。治痈要在痈初起仅米粒大时,用米粒大的艾绒直灸患处,就不会再肿大。如再发,则再灸,到不发为止。如让它肿大,就麻烦了。问题是我们必须及早发现,不让它肿大。这是最少痛苦的方法。

中医用的内服药治痈,补益的称为托毒,清凉的称为解毒;用的外敷药,则称为拔毒,都是为了排出毒素。治疗过程中则大忌内伏,即毒没有发出来,就不见了,叫做"内伏"。痈疖内伏是很危险的,因为毒素随着血液到处流窜,破坏力很大。有的发高热,使用任何消炎药都无效,这时候,犀角地黄汤最有效力。

一般人都知道生痈疖实质是人的一种排毒功能,是为了使内部毒素排出体外的一次斗争活动,要处理恰当——用中草药外敷把毒素抽出来。如果处理不好,痈疖发不出来,造成内伏,就有很大的麻烦。有人则发不明原因的高热,甚至神昏谵语,就是现代的败血症。笔者曾治一70余岁的老太太,发热住院10天,天天输液消炎,总是不见好,甚至日晡神志迷糊,循衣摸床,医院里没了办法,病人家属请我出诊。我在她腹部发现一块指面大稍凹陷的黑点,压之微痛。问知原是一痈肿,未化脓便消失了。这就是痈毒内伏。处犀角地黄汤加味,并吞安宫牛黄丸,服药2帖热退出院。

有人长期微热不退,发为脓毒流注。笔者曾遇到一位长期微热的病人,后来他项后发出了七子十三孙(此起彼伏的顽固性疖肿),使用过很多抗生素总是无效,于是采取了起即灸之的方法。即当疖子刚发,还只有米粒大,随即用米粒大艾绒灸之,该疖肿就不再增大。再发再灸,连续10余次,后来就没有再发了,微热也没有了。笔者调查过多位发过扁担疖的农民,都说消炎药无法治这种病,后来都是用艾灸好的。于是笔者悟得,原来发疖肿也是生命的一种自救方法,是获得疼痛的刺激,激发体内功能,增强经络信息的活动。

痈肿是很厉害的外科症,比之疖肿,发起来的痛,要严重得多,使人痛苦不堪。据史载楚霸王项羽的亚父范增,因恨项羽在"鸿门宴"上不听他的话杀了刘邦,生气挂印回家,路上得了背痈,就给痛死了。像范增这样的武人也会痛死,可见痈的厉害。痈若生在任脉和督脉上,因穴位太正,易致人死亡。陈实功的《外科正宗》上说到治痈的方法是"痛灸到不痛;不痛灸到痛"。说明关键是个痛字。针灸学中有"以痛为腧",意思是痛的地方就是穴位。以艾灸的痛,来刺激人的经络加大疏通能量。我发现,在痛症初起时加灸,痛苦少而收效大。痛初起时只有米粒大,先是一点白色的脓液,动之有牵扯痛,千万不能小视,只要以米粒大的艾绒灸之,就不再肿大了。这是用最轻的疼痛,换取最大的效果。还有一种烫痛法,亦即痛已经长得很大了,痛不可挡,采用桐油烫法,即以面粉围在患处,烧开桐油倒入,将患处腐肉统统烫死。烫的时候反不觉痛,仅有瘙痒感。我现在采用艾灸,痛口有多大,艾绒也取多大,直灸患处,有桐油烫的效果,省掉了煎油的麻烦。

(三) 不懂外科病、外治法的,只能算半个医生

我从临床中悟得:疖痈作痛类似阿是穴的原理。也就是说,当身体里的气血运行有障碍,没办法克服时,生命就能在体表组织了一个发痛疖的地方,利用这个穴位的疼痛,放大运行能量,使受阻的经络重新恢复通畅。这就叫阿是效应。疖痈的脓液里,虽然可以找到葡萄球菌,若说是它的感染而生,似乎不大可信,否则,在身体里和皮肤上的葡萄球菌,大家都有,为什么不都生呢?只有长期劳累,或思虑过度的人才会发生。农民易生扁担疖,是因为长期挑担,又加上营养不好,导致这个地方的信息障碍,才会发生。所以,与其说是葡萄球菌感染,不如说是我们的生命的自组织能力利用了它们。

生命的自组织能力利用体表的疼痛,通过经络的放大作用,解除内部的通路瘀塞,发为外科病。所以,陈实功在《外科正宗》中说:"痈疽虽属外科,用药即同内伤。"体内病与体表病本质是一样的:"脉虚病虚,首尾必行补法;表实里实,临时暂用攻方。"病刚开始和病快痊愈的时候,都应该用补法;中期病势很盛,便秘发热,使用解表(发汗)或攻下(泻下),只可以暂时使用。也就是说,中医看病,外科病与内科病的辨证论治完全一样。

疔、疮、痈、疽、瘰、疬、疱疹等,都应该说是内病外发,之所以发为不同的外科病与不同的部位,是病人的生命自组织能力根据本身的条件以及内毒的不同作不同的安排。

（四）痈、疖治疗禁忌

1. 得了痈、疖的人，都是思想或体力劳累过度，导致信息运行障碍，因此，必须适当注意休息，尤其是脑力活动者，思想必须放松。痈、疖的出现，是对病人的一种报警，如果不注意，觉得这些只是皮肤病，无大关系，那就错了。体力劳累过度者，也应该工作打八折，不要继续下去。有句土话说："命长吃的饭多，肚子大吃不了多少饭的。"但这不是说要停止活动，流水不腐，户枢不蠹，只有劳逸结合，才能阻止痈、疖的发生。

2. 痈、疖不要用手术切除。痈、疖既然是生命的排毒作用，也是生命自己选定的部位，如果错误地用手术切除，毒还在身体里，仍需要排出来。可是，排毒的地方没有了，就容易发生扩散，有的人会发全身脓疱疮，有的人会发全身性淋巴结炎，有的人发微热不退，有的人发高热白细胞升高，很像败血症。这些病都十分难治，一步之错，就可能危及生命。

3. 不能吃油腻、辛辣食物。油腻的东西吃多了，血液中的黏度增高，毒素排出困难，增加了治疗的难度。辛辣的食物容易上火，所以，要吃一些清淡的食物。虽然食物需要清淡，但不能忘记补气、活血、温阳、益气的药物。

4. 不能贪凉饮冷。痈、疖既然是气血运行不畅造成的，而贪凉饮冷不利于气血运行，因此，这种行为会增加痈、疖消除的难度，延迟痊愈的日期。

（五）中药方治痈

多数患痈者都是劳累过度，或思想负担过重，事后而发，属于气滞血瘀之症。所以适用补气活血的方药。痈初发肿块大，恶寒发热，可用仙方活命饮。仙方活命饮中有解表药，没有表证就不宜用。

无恶寒，但发热，用四妙汤或四妙勇安汤。四妙汤中重用黄芪、当归、甘草，取甘温退大热之意，即气虚发热，且发高热。其中金银花苦寒解毒，当看热毒轻重，适量加用。热毒重的，再加用元参，就存四妙勇安汤的意思了。这些加减方法，都需要临床实践，逐步掌握的。

无发热的痈症病人，要察看痈的颜色、痈势。患痈不发热，说明大多数为半阴半阳证，都可用参、芪、术、归等温补活血，忌用苦寒清热药。

只有肿块大、疼痛,按其痛处无热感,就叫做白疽,属于阴寒凝结。用玉桂、炮姜再加用参、芪、术、归、芎等温阳补气活血法。

我认为,痈、疽、疖等外科病,西药效果都不好,主要原因是,这些病都是内病外发,不是什么细菌感染。虽然从患处都可以发现一些细菌,乃是肌肉腐烂的结果,不是起病的原因。我曾看到一个报道,说生痈可以发现金黄色葡萄球菌,用四妙汤是因为汤中的黄芪、当归、金银花、甘草都有抑制金黄色葡萄球菌的作用。年轻时我医治一个痈症病人,经验式地投四妙汤,结果这个人全身发出很多的小脓疮,像菌血症,后来注射青霉素才好。因为此人平时经常服用温补药物,四妙汤反而起了扩散的作用。

三、疱疹治疗和外治单方

这里向读者提供了许多老年人经常碰到的疱疹病的治疗方法,同时说明为什么西药治疗诸如疔、痈、疽、疖、疱疹等外科病效果不理想;而中医用中药治愈,为什么会痊愈后比过去更强壮的道理。

(一)疱疹又称"腰带蛇"

疱疹大多数发在腰部,形似带状。始发时有一团团散发式红斑,以后渐发出如水泡状,严重的缠身而发。以其形似带,其痛如毒蛇之咬,所以,温州土名称为"腰带蛇"。

(二)发疱疹的原因和症状

一般来说,发疱疹的原因是疱疹病毒感染,也许从显微镜下可以看到病毒。但我的经验中没有发现一家人有相互传染的。为什么?有两个原因:一是疱疹病毒本身不具有传染力;二是人体本来是与这种病毒共生的,但在人体某种功能发生阻滞的时候,这种病毒就会发作。例如大肠杆菌,一般情况下,大肠杆菌与人体共生,碰到特定的条件,大肠杆菌才会大量繁殖,导致疾病。

现在我们已经知道与人体共生的细菌有100多种,也许还有许多未发现的。可是至今还没有人说病毒也可以与人共生的。问题是细菌比较好发现,既然细菌与人共生已是事实,同属微生物的病毒也不是没有这个可能的。病毒由于细小,难以发现,我们才不知道,但我相信这种可能性极大。随着人们对微观世界的认识不断深入,将来必然在这方面有所发现。因为,地球上既然无处不存在病毒,人体就不可能不有所夹带。

疱疹初起唯一的感觉就是痛得厉害、揪心,隐在皮下肌肉当中,就像毒虫在叮咬,两三天后才发出来。它所发的地方,不限于腰,全身无论什么地方都会发;也不限于皮肤,口腔、眼睛的黏膜都会发疱疹。我的妹夫患疱疹发生在颈后,妹妹有位同事发疱疹,生在额角太阳穴周围。

(三)疱疹极易误诊

由于疱疹初起时只感觉疼痛,没别的症状,很容易误诊。我的妹妹有一天带她的孙子去温州第二医院看牙科,碰上该院的一位医生带他的父亲也在看牙科。这位医生的父亲患牙痛,痛得十分厉害,拔了好几颗牙齿,后来才发觉牙龈发疱疹。这是一个真实的故事。痛在口腔,又看不出什么,反正年龄大了,牙齿总会有些毛病,想不到是疱疹。可惜的是几颗牙齿因误诊而"牺牲"了。疱疹疼痛早几天就开始了,而红点出现晚,痛在口腔里,什么都看不见,就误以为是齿病,于是把牙齿拔掉。这说明疱疹极容易误诊。

我妹妹自己耳轮内也生过疱疹,头几天也以为是耳膜发炎,注射了3天的消炎药物加病毒唑,没效果。后来去五官科检查,发现耳轮上有几点小水疱,才确诊为疱疹。发出了才知道,未发时就难诊断。这是疱疹的特点。

(四)疱疹的治疗

疱疹治疗越早越好。早诊断,早发现,不待发水疱,只看见红点,即外敷草药,就好得快。一般来说,身上某处有不可名状的疼痛,而且非常难熬,无发热,发痛的地方没有红肿,也按不着哪里痛,就有发疱疹的可能。在发水疱之前发现,能及时治疗,就好得快。

（五）疱疹的外敷草药及其他单方

疱疹的发病者多数是老年人，都是阴虚火炽的体质。内服药用五味消毒饮合犀角地黄汤加六神丸。外敷用凹叶景天（温州土名仙人指甲）捣汁加雄黄烧酒湿敷，可很快止痛。上述湿敷，不应让它干燥，保持常湿，十分重要。

除上述单方外，有用瓦松捣汁外敷，有用仙人掌捣汁外敷。但这些外敷单方，都同样需要加用雄黄、烧酒。

还有人用干燥的狗尾巴草头或海金砂藤连叶焙焦存性，用香油调成糊状外涂。

（六）草药治疗为什么最好

我在临床中发现，西医对这些疔、痈、疖、疱疹等外科病，治疗效果不好；中医采用外敷内服法比较好；如果用草药单方，效果最好。西医认为，疱疹是病毒所致。但是，这种病毒从哪里来？为什么产生？为什么不会相互传染？这些问题，西医还没有解决。正因为没有解决，他们的治疗效果才不很好。中医中药靠辨证论治，根据病位、病势等，由于个体差异，没有统一的模式，完全依靠医生个人主观判断，所以见效比草药慢。草药完全是经验的产物，依靠外治，药物接近病位，有统一的模式，所以效果最好。

不过，草药单方若再加上中药汤方内服，不仅效果好，还有愈后的收获——身体比以往更好。就像产后虚弱调理适当，不仅能增强体质，原来一些顽固难愈的症状也会随之消失。这是什么原因？我在《阿是治疗与阿是效应》中已经阐明。

（七）两例类风湿发疱疹治愈记

潘某，30岁，女性，全身关节疼痛，晨起手指肿胀，于是去医院诊治。检验血后，发现血沉、类风湿因子、红斑狼疮抗凝物均高。医生判断为类风湿并发红斑狼疮。用药1周后，再查各种指标反而升高，友人介绍给我治疗。该病人十分恐惧，说自己的母亲49岁死于红斑狼疮。我做了很多时间的说服工作，我告诉她没有治不好的病，举了许多癌症、红斑狼疮痊愈的事例。她说自己手转动时左腕关节疼痛,我在关节处按到了压痛点,就用艾搓成米粒大灸了一壮,腕关节再转动就不再痛了;她在蹲下时左膝关节痛不能起立,我在膝盖上又按到一个压痛点再灸,她起立又不痛了。见她脸色苍白,少气乏力,纳少,便给她处补气活血、驱风燥湿方药5帖。第二天来电话说,服药只1帖后,晨起手指关节不发胀了。下午,又来电话说感冒发热了,怎么办?我说,千万别服任何感冒药,用鲜桑叶、桑枝各10克煎服取汗。第三天来电话说热退了,但下午又来电话说,腰前后疼痛均发出了疱疹。我嘱停服原来的方药,立即来诊治。见她因疼痛坐立不安,就给她外敷仙人指甲、白酒加雄黄的浸出液,湿敷患处。服六神丸加五味消毒饮,诊3次,服药9天,痊愈后无任何后遗症。此后,按第一天开的药方,加减服了1个月,所有的症状都消失了。她丈夫怕反复,要求继续服药数月,基本上都是补气活血的药了。现在她脸色红润,精神振作。

　　刘某,43岁,女性,手指青肿胀痛,入水就感到疼痛难忍,发病已多年,去过不少医院,医生告诉她得的类风湿是不治之症,因此治疗均告无效。于是转求中医。所幸的是这病人在温州一个社区做保安,没有接触水的工作,但洗衣服都用热水,这对一个外地打工者来说也是个大麻烦。我见她很怕冷,属阳虚体质,就采用大剂量的附子温阳,再加补气、驱风、散湿、活血的方药,症状逐渐好转。治了两个月,也是在腰部前后发出了大片疱疹,极痛,我同样用上述药酒外敷,告诉她5小时后痛势就会减轻,改服六神丸加五味消毒饮,亦是9天后痊愈。此后,类风湿也没有了。

　　笔者因此认为,两病人所发的类风湿,一寒一热,差异甚大。所用治法,完全相反,所以,以一种病名用药,于中医来说,无疑乎胶柱鼓瑟,必无成功。两人之所以都发疱疹,是因为生命得到了药物的帮助,逐渐实现平衡,利用发出疱疹,刺激体表经络,放大与疏通经络信息,克服原来的障碍,并非所谓病毒感染,而是生命利用了这些病毒。

　　两人所用过的基本方如下:

　　1. 潘某方:生地40克,白芍20克,甘草12克,黄芪25克,当归10克,川芎10克,牛膝15克,路路通12克,北沙参15克,麦冬15克,五味子10克,羌活6克,防风6克,独活6克,忍冬藤15克,薏苡仁15克,元胡12克。

　　2. 刘某方:鹿角胶10克,附子15克,干姜10克,桂枝10克,甘草20

克,陈皮10克,白介子6克,熟地黄40克,麻黄6克,炮山甲3克,党参15克,黄芪30克,羌活10克,防风10克,葛根15克,当归10克,白术15克,生姜两片,大枣3枚。

四、炒盐煨脐治肾绞痛

1966年4月,我在青田县高汛公社的西源村做车木工谋生。该村离公社大约有20华里地,只有弯弯曲曲的一条小小的山路。现在的村,那时候叫做大队,农民劳动的所有收入归大队。每天劳动出工打工分,每个正劳力一天10分,年底也只能分到几角钱。一年干下来,扣除已分来的粮食款,许多农民都出赤字。干了一年,还欠好多账。青田县是个多山少田的丘陵县,山上出产硬木柴,这些硬木柴是做算盘的好材料——算盘珠和算盘框。当地人动起了做算盘生意的脑筋。于是,青田县许多农村都办起了生产算盘原材料的加工厂。 农民们每天上山可采柴数百斤,每百斤可得0.3至0.5元钱,积极性很高。

我那时每月计算大概也可收入百来元,工厂一般工人每月只有30元光景,自己想想也够高了。每个月我都匀出10多元买一些药品,义务为农民治病。一天晚上9时光景,外村一青年发急腹痛,村干部来叫我出诊。

我去一看,见他脸色苍白,大汗淋漓、四肢拘急。他说病是突然发作的,日里大小便都正常。我手按他的少腹,没发现腹膜胀气的拒按证,即不是急性腹膜炎症,心里轻松了一半。有人问这是否是绞肠痧,我觉得当时的天气还不可能出现。急腹症最害怕的是急性腹膜穿孔性炎症,例如胃穿孔、胆囊穿孔或胰腺坏死等,那就非手术治疗不可了。我根据病人自觉尿急,但又排不出来,判断为肾结石。当结石排出时,由于强烈刺激输尿管壁,有的人就会发生剧烈的肾绞痛。痛发时少腹如绞,尿意甚急。我给他服止痛片,注射止痛针都无效。我再用针刺几个止痛的穴位,也没有用。我技穷,本想告退,请他的家属送高汛公社卫生院治疗。转而一想,这夜间一条20华里的小山路,要用好几个人抬着走,也不方便。这时我的脑子里突现一个方法：炒盐煨神阙（脐）。我想，这个方法，即使是绞肠痧也可以用。

于是我吩咐他的家属，用盐2斤炒热，备毛巾2条，1条包炒盐1斤，再以1条毛巾置脐上隔断包好的盐，避免烫伤肚脐。隔热的毛巾厚度，以病人能耐受的温度为准，觉得太热就提离，觉得冷了就给换掉。10余分钟后，病人即觉得痛势缓减。一小时后病人恢复正常。其时已经是夜半了。后来我自己开诊所，也碰到过两次这样的肾绞痛，都采用输液和炒盐热敷并用而治愈的。

肾结石的判断是，结石排出时的绞痛会产生强烈的排尿感，但尿又不能真正出来。由于结石处于尿道末端，即将排出，刺激尿道，才会有这样的感觉。

我认为医疗过程中有很多的偶然性。病人后来没有复发，我认为这不是我的治疗方法可以断根，而是病人原本就只有一颗结石，而且就在尿道末端。强烈的绞痛是机体的排异作用，温热使尿道壁松弛，因而排出了这颗结石。后来，我从西源村转到海口做工，约40华里地，这位病人为我挑行李送到目的地。

五、针刺治耳鸣

老年耳鸣是很普遍的现象。陈女士来闲聊，说数月前曾因左耳耳鸣来开了几帖中药，只吃了两帖，觉得反而更厉害了。于是她儿子叫她停药去医院五官科，找到那里的科室主任王医生。据说王主任大名鼎鼎，在医学界颇有名气。他给她开了一些西药，说服了一定会好。服药的第一周，觉得胃里有一点不舒服。第二周就不能忍受了，喝点开水，从食道至胃痛不可忍。继而又发展为胃里满胀，腹部如鼓，于是只好住院治疗。我总觉得，现在有许多医生，尤其是西医，不知道我们做医生的给病人开药，都是带有试验性质的，没有吃下包好的道理。因为人殊体异，谁也不知道病人对药物的反应。说吃下我的药包好之类的话，是过早的炫耀。

医院的五官科医生说，你来得太晚了。如果刚发病立即来，还有百分之五十的希望,过一天,就只剩百分之三十。此话的意思是说,现在这么久过去,一点希望也没有了。我认为,我们人类现在所掌握的医疗能力,离我们的需要还很远,不能治疗的疾病还多得很。何况我们做医生的都是从临床上学来的,一辈子在临床,能接触多少病人?学不来多少东西,而疾病无限。尤其是分科的专科医生,所学更少。因为生命是个整体,病人的症状表现的是整体,分科的只看到一部分,就像坐井观天,只能拿自己所知道的来想。

近阅《读者》杂志,讲了一个笑话:一人眼胀、耳鸣去找医生。医生检查后建议他摘除扁桃体。但是,摘除后没好转。他又去看牙医。牙医建议他拔牙,牙齿拔光了病情依旧。于是医生认为他没有多久可活了。一次他去做衬衫,裁缝量了领口的尺寸说:"你这里是16寸。"他说:"不对,我一直是穿15寸的。"于是,裁缝对他说:"你听着!如果你继续穿着只有15寸领口的衬衫,你的眼睛就会发胀,你的耳朵就会耳鸣。"专科医生只从自己学过的、知道的这一块来套疾病的地方,不知道应该进行全面的、整体的考虑。

陈女士今年已过古稀。我行医到现在,见老年发耳鸣,都是耳聋的开始,很自然的事。所以,给陈女士开的药方,都是些滋养肝肾的,想不到反会使耳鸣加重。为什么?因为年岁高了,瘀血阻塞的多。用中医的观点,虽有肝肾虚损的,但却是虚中夹实,补虚碍实,才会加重。用药治疗很难。交谈之时,突然想到阿是治疗,叫陈女士按一下耳轮四周,看有否压痛点。果然在听会穴,按着压痛。我用指甲重重地掐下,她说耳鸣减轻。于是取半寸毫针,按穴捻进,得气(即自觉针尖周围沉紧),耳内鸣即消失了。

陈女士治耳鸣以来已两个多月,单住院10天,就用了3400元。出院后,静脉滴注复方丹参注射液20多天,前前后后,自己也用了好几千元,见过好几位主任级专科医生,都没有效果。想不到却被一枚半寸毫针5分钟一下子"制服"了。

穴位通过针刺愈病的机理,至今科学还弄不明白。因为,无论哪种微观仪器,都找不到经络与穴位,"科学"也就不好作出解释。所以我认为,这是"科学"为物质的观念所限。有可能看得见、摸得着、可度量的物质是一个世界,还有一个人们看不见、摸不着、不可度量的世界,人们现在有很多东西还不知道,就是因为存在着这么一个世界,而这个世界我们的哲学还没有踏进去呢!例如生命,生命究竟是个什么,谁能讲得出个一二三四来?针灸治疗中有许多愈病现象,比如牙痛刺合谷,胃痛刺足三里,腰痛刺委中,偏头痛刺列缺,落枕刺悬钟,一刺马上见效该如何解释?

六、放瘀血治脚静脉曲张

一天上午,我妻子的一位亲戚,60多岁,小腿静脉曲张,来我处诊疗。看她的小腿肚静脉肿胀得像许多粗大的蚯蚓,弯弯曲曲盘踞在脚肚子上很难看。她说自己站久了,常常觉得两脚胀痛难熬,曾到医院里看外科。外科医生给做了手术,其方法是切掉一段粗大的静脉管,然后重新连接。用了很多钱。但是,几年后,疼痛依旧发生,于是,来找我看病。她问我能不能治好。我说,能不能治好很难说,但能解宽,使胀痛减轻。于是,我就用一次性针头,在她小腿的微细静脉上,刺破多处,放了很多瘀血。下午,打电话来,说这个方法真好,比做手术灵验多了。因为正好这天下午她家里事多,处理了三四个小时,没有过去那样的胀痛了,轻松多了。她又说,放了这么多的血,很可惜。我告诉她,这方法也只能暂时解宽,不能太累,累多还是要胀痛的。今后如果再发生,还要来放瘀,不要心疼放出的血。这些放出来的血都是瘀血,是没有用的。

有个老太太,说自己的膝盖上下有几个部位自觉发冷,到我家诊治,问我这是什么病。我看她的脚上有好多微细血管发生曲张,就告诉她,中医不会治病,也就是不会根据病的名称治病,因此,这样的病是叫什么病我还不知道。不过,我知道这是她脚上的瘀血,阻碍了气血循环,造成了冷感。根据她年岁已高,气虚血少,风痰瘀血附着,给她开了一帖补气活血、祛风化痰的药方,并在她脚腿上点刺放瘀,治了几次,就痊愈了。

身体里有了瘀血,大多沉着于脚上的微细血管里,积久积多后,就会看见微细血管充血,弯弯曲曲,然后就会扩展到较粗的静脉管,造成静脉曲张,或者形成静脉炎。所谓静脉炎,实际就是皮肤中的微血管被瘀血阻塞,

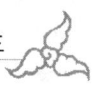

皮肤的细胞得不到营养供应,自发坏死。这样的组织坏死,不是细菌造成的,任何消炎的药物都没有效果。西医的方法仍然是外科手术,即切除坏死部位,再移植完好皮肤。但仍只是治果,而不能治因。也就是说,只能治标而不能治本。而且,它比放血治痛胀要慢得多。由于做这些手术的人都年事已高,术后仍然溃烂的不少,外科医生就再也没办法了。病人岂不白受痛苦了?

发生此病的原因是瘀血阻塞,静脉曲张或脉管炎。以手术拉直静脉只能治某条血管曲张,以手术割掉坏死皮肤只能治脉管炎发生的地方,都不是治瘀血的方法,以后必然还要复发,因为瘀血仍然要积聚。中医用药物祛瘀活血,再按证补虚,这才是治发病的原因,也就是治本。单纯的活血祛瘀也不是办法,因为,人体内五脏六腑的功能要求阴阳气血的平衡,而不能单打一。补阴、补阳、补气、补血需要辨证论治,不能乱补。凡是补的都用,就会过偏,结果又变生其他的病了。

下肢静脉曲张导致小腿因静脉弯弯曲曲凸出于平整的表皮层外,像一条条毛虫潜伏在小腿皮内,使小腿变得十分难看。难看还在其次,久站、久行则会觉下肢胀重,不能忍受;有时还会觉得抽痛,或发虫咬样的钻心之痛。有人称此为"美腿杀手"。

下肢静脉曲张的原理是下肢静脉瘀血,中医认为是瘀血停滞。就中医的观点,血液是物质性的东西,它自己不能流动,使它循环的是气。我们通常说气血,就是气与血。气,就是元气。没有气,血就流不动了。如果元气不足,血液循环能力减弱,一部分血液会停滞,或者,已经死亡的红细胞没有被送到肝脏,因而成为瘀血。这些瘀血又因为各种原因,如遗传因子、长期站立、小腿过度用力,都容易导致瘀血滞留小腿,形成静脉曲张。严重者到老年时易发下肢溃疡。这种下肢溃疡属于组织坏死,消炎药物一点用处也没有。因为,溃疡是皮肤因脉管的瘀血阻挠得不到营养,变成了坏死而溃烂的。

我见到很多静脉曲张导致下肢溃疡的病人到医院做手术,预后都不好。这是什么原因?原来瘀血先由微血管开始,逐渐导致大静脉淤积。而做手术,只是扯直大静脉管,微血管阻塞纹丝未动。大静脉管的瘀塞始源于微血管,现在不治其本治其标,所以,一点用处也没有。病人扯直大静脉

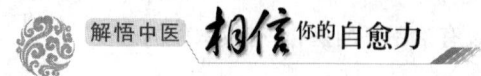

后,只暂时略觉舒服,不多久便重新胀痛,扬汤止沸无法解决根本问题。

从静脉曲张到皮肤开始溃烂,是因为表皮细胞得不到营养而坏死,说明微血管在这些地方的功能已经丧失。人体设置了好多侧支循环供应系统,少许瘀塞阻止不了细胞得到滋养,这样才避免了某些细胞缺乏营养而坏死。如果皮肤已经发生溃疡,说明瘀阻十分严重。

中医认为要"治未病",不要"治已病"。已病是指静脉曲张已经很严重,或者发生下肢溃疡,皮肤腐烂,就不容易治了;"治未病"是指瘀血还不严重的时候就进行治疗。如果有人在下肢见到微小的血管有瘀血,就用细针轻刺出血,血液微带紫黑色,就说明你刺对了。这种血液不是好东西,让它流出来,不仅可防治静脉曲张,还可兼带治愈一些始料未及的疾病。因为,瘀血在微血管里可能产生许多疾病。而且,去了瘀血,新血就很快生出来补充损耗的血液。"瘀血不去,新血不生。"道理是:这些瘀血必须占有一定的位置,影响循环功能,就像路障不排除,车辆往来自然会受到影响一样。只有将它们排除,就可防患于未然。

一般来说,"美腿"如果已见"杀手",即出现静脉曲张,说明这美腿已经不美了。不过,年轻的妇女和姑娘都不要害怕。既然它的致病原因是长期劳累,小腿过度用力,或者是遗传因子,发病之时都已到中年以后,就不必担心了。

年轻漂亮时的小腿如发现微细血管瘀血,趁早挑刺,就是治疗静脉曲张的最佳方法。任何疾病,最好的治疗办法是外治。外治可避免药物的伤害。

治疗小腿静脉曲张,我有一张经验方,有此症者不妨一试:

当归12克,白芍12克,川芎12克,生地25克(胃寒用熟地),桃仁9克,牛膝15克,红花6克,铁菱角30克。

做中医并不难,只需要懂4个字——辨证论治。所以,前辈陈修园写了一本书叫《中医实在易》。做中医之难在于辨证论治需要悟性,而有悟性的人确实不多。有的人虽然读了很多的医学书籍,但最后还是成了一个说"杀头能治鼓胀病"的庸医。

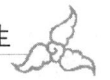

七、挑针放血治气滞

挑针放血能治什么病呢？广西壮族的传统经验能治疗很多的疾病。例如，腹痛腹泻、发冷发热、头晕呕吐、急性扭伤等，有人出版了一本挑针治病的专著。

有一个放痧的医师告诉我：天热腹中清水泻，可以用针挑刺尾骶骨一二三节，挑 3 针出血可止泻；热天大便秘结，也可用针挑尾骶骨三针可通便。我相信他的话，曾治一孩子腹泻，果然应手取效。尾骶接近生殖器，大人们会感觉难为情，不大适用。因此，这个方法我就没有用了。现在我把它记录下来，如有人阅后家中有人得病，在治疗无效的时候，不妨试试。

通常中医治疗痧症，也是都用挑针放血的方法。什么叫挑针放血呢？就是用锋利的针尖，挑破表皮，挤出一点血液来治病。过去放痧的医生用的都是三棱针，或一把形似小刻刀的工具。然而在我的经验里觉得这两件工具都不好，不尖利，使病人觉得疼痛难熬，使用也不方便，绝对不如注射针头，既锋利又已经过消毒，使用也放心。

挑破表皮为什么能治许多病呢？人的体表皮肤，是保卫生命的外壳，既是一个巨大的器官，也是一个巨大的系统。这个系统与所有内脏功能构成了密切的信息联系。这种联系通过经络中经气的运行进行沟通。中医所说的经气，就是指一种生命活动的能力。这种能力因种种原因发生障碍，叫做气滞。气滞在很多情况下，会突然发病。例如痧气，好好的，突然人觉得不舒服，然后就发生了或头昏，或乏力，或发冷，或发热，或腹痛。天热的时候最容易发作，所以都称为痧气。气滞，就像汽车行驶时遇到路阻一样，一辆车堵住了，接下去就越来越多，路就不通了。经气越堵越多，才会一下子发病的。其实，在现代医学中有个名词也许比较适合，叫做电解质紊乱。有可能是天气过热，水分挥发过多，血液的浓度增加，造成了血中的电解质不平衡。人体内的血液流动，当然必须保持适当的浓度，流动才会正常。这当然是现代医学的解释。从中医放痧的实践经验来看，这种解

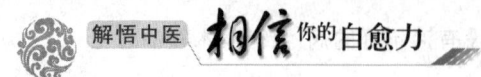

释似乎还不恰当。因为有的人天热发痧症,去医院输液,出了大问题,以至现在的一些有经验的西医,天热碰到痧症,不敢输液了,嘱病人先去放痧,害怕出了人命赔不起。这说明有的病人得病,以电解质紊乱来解释也说不通。

去年冬天我接诊了一病人,突发腹绞痛,脸色苍白,极度痛苦。我在他脐周挑了几针,就缓解了,再以热水袋温敷脐上,不久,脸色恢复红润。病人问我是什么病,我说这是绞肠痧。他觉得很奇怪,又问:"冬天怎么也会发痧气?"我说:"所谓痧气,实际是一种经气运行阻滞。这样的病,冬天少而夏天多,所以大家都以为它只能在夏天发。其实人身上的经气无时不在运行。任何时候都会发生阻滞,因此,不管何时都会作病。夏天天热,热天耗气,消耗过多,所以比较容易发生阻滞而已。冬天天冷,天冷气藏,耗气减少,所以发病就很少了。但并非冬天就不会发病。你最近大概事多过忙,日夜操劳,耗气多了,才会发此病。"他说:"果然。"后来给他开了一方,当然是补气健胃的。

人的生命是一个很复杂的系统,做医生的必须学会掌握多种疗法,并在临床时多种疗法配合运用,务求从速治愈,不能拿病人当试验品。因为,无论什么时候,病人的人格、尊严和权利,都是与医生平等的。病人患病,虽求治于医生,医生的第一义务就是使病人迅速痊愈。医疗经验应该是从治疗中悟出来的,而不是拿病人做试验出来的。

张仲景在《伤寒论》里曾指出,对发热的病人用了解表药后,体温反而升高,面红耳赤,烦热不解的,如果医生认为自己用药是对的,就可以用针刺风池、风府两个穴位,热就会退了。这个方法,在我的治疗实践中,有时也有这样的病例,果然一刺就中。如果没有针刺用的毫针,也可用家里备的缝衣针,消毒后挑风池、风府出血。这也是因为用药虽对,但气滞未解的缘故。

八、漫话穴位注射消毒空气

我在永嘉县黄田乡岭下大队的时候,有一天晚上,村支书急匆匆地来找我,说他的妻子被长板凳的角头砸伤了脚背,痛得流眼泪。农村妇女磕磕碰碰时有,一般都熬一熬就过去,要不是砸得很厉害,哪有流眼泪的?

据说晚饭后她将长板凳压在饭罩上,防止猫儿偷罩下的饭菜。岂知晚上太黑,那时候农村没电灯,走路是靠着感觉走的。她不小心碰了一下饭罩,板凳从桌上滑下直砸脚背。我过去一看,脚背的解溪穴被板凳角砸了一个大凹窝,痛得在叫娘,但还没见肿起来,皮肤也没见破损。我给她打了止痛针,吃了止痛片,待了半小时,都没效果。我突然想到《中医杂志》上曾看过空气穴位注射,可以立即止痛的报道。即时以消毒药棉蘸上酒精,用药棉包着注射器上的针头,抽了5毫升空气,注射在解溪穴,其痛即时消失,破涕为笑了。第二天,我不放心,起早去她家问,看看脚背,就像什么都没发生似的。这个现象实在奇怪,为什么没有肿起来,瘀血哪里去了?

我们平时注射药水,总是把空气全部挤光,说打进去不好。为什么这次注射5毫升,不仅止了痛,还消了肿,真弄不懂。我的妻弟膝关节痛,我按着有两处压痛,就给这两个压痛点注射了2毫升消毒空气,以后都没发痛了。

我对落枕(歪脖子)的治疗都是采用针刺悬钟穴的方法,得气后令病人扭动脖子,能立即见效。我看医院里的理疗科治落枕用一些仪器在颈项部振动,或者采用按摩,效果没有这么好。有一次我碰到一个落枕多天未愈的病人,针刺悬钟却不那么理想。后来我想还是用消毒空气作穴位注射。注射后,病人感到穴位里胀得厉害,到第3天才觉得颈部舒服了。我的想法是这穴位注射消毒空气,就好比留针一样,对已经变慢性的一些疼痛会有好处。

穴位注射消毒空气为什么会止痛退肿,又可以代替留针?是什么原理

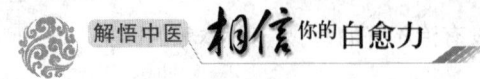

很难说。我把它记录下来,提供给后人作研究吧。

附注:悬钟穴在外足踝骨最高的地方正中上3寸(即同身寸)。中医认为人身上的经络是相交运行的,必须"交经缪刺"。所以,左侧脖子痛刺右侧,右侧痛刺左侧,不能刺错,否则无效。

九、老鼠痣、色素痣的治疗

(一)老鼠痣的治疗

我治老鼠痣的经验单方,是用鲜旱莲草搽擦。老鼠痣是疣的一种,叫做寻常疣。

皮肤上为什么会长疣,现代科学还没有弄清楚。而且疣的种类也很多,治疗方法也不一样。例如扁平疣,就不能用旱莲草来治疗。

老鼠痣与黑色素痣有些相似,判断的方法:一是看,老鼠痣颜色有些灰白色,黑色素痣则呈黑色或淡黑色;二是用手指来摸,光滑的不是老鼠痣,摸去粗糙的才是。我们用鲜旱莲草搽擦后,只要能染上黑色的,就可以判断为老鼠痣。疣是由病毒感染造成。我想大概这种病毒是害怕鲜旱莲草的黑色素之故吧。

用旱莲草治老鼠痣,有的擦一次就能掉落,有的要擦多次。老鼠痣经搽擦后,第二天,你会发现老鼠痣的头上有的萎缩,有的裂开,这就是有效的标志,坚持下去必定掉落。

老鼠痣也有公、母之分的。公老鼠痣不会复制,母老鼠痣会沿着某条暗线不断长出它的"子女"。皮肤上东一粒西一粒实在难看。这是一条什么暗线我们现在还不知道。但是,有意思的是,只要治住了母痣,其他的统统不治自落。我的一个亲戚大腿上长了一颗,后来小腿上连着长了十多颗。他用生桐子劈半,用绷带绑在母痣上,没几天母痣掉落。随后再过几天,小腿上的统统不见了。为什么治住了母痣,其他的都会自然掉落?为什么老鼠痣会有公、母之分?为什么经激光刺激后,公的老鼠痣会突然会变成母的了?这些问题都很难答复。

我邻居的孩子小腿上长了一颗老鼠痣,母亲是西医生,不愿意用旱莲草。她认为草药不干净,有细菌,擦了怕感染,就带他到医院里用激光治疗。岂知使用激光后,没几天,整个小腿发满了老鼠痣。于是我采了旱莲草给她,嘱擦最早的一颗,其他的都可以不理。后来,这第一颗被治愈了,因激光激发的都不见了。激光治疗为什么反而激发增生?我认为这可能与激光束太小,不能将它全面杀死,而艾条热熏或者所用的药物能全部覆盖,连根除掉。

旱莲草是一种中草药,菊科植物,开白色的花,土名白花儿,因为鲜草的汁压出来会变黑色,所以又名墨旱莲。农民割稻时被割破的伤口都用它止血,所以又叫稻劫(即镰刀)草。很有意思的是,它的果实像裂开的老鼠痣的顶部,以形治形。这也是某些中草药治病的特色之一。旱莲草是一种常见的植物,农村菜园边、水沟边、田头屋角阴湿的地方都有生长,是很容易采到的。温州过去是个小都市,有些小弄堂里的墙脚、花坛,也时时可以看到。中医用它作为补益肝肾的药物。

用鲜桐子劈半,等于是用它的肉来治老鼠痣。桐子汁是桐油的原料,可是用桐油涂抹能治老鼠痣吗?从来没听人说过。不过,有兴趣的人,看了我这篇文章,如果你碰到患老鼠痣的,而且正好有桐油,也可以试一试,反正这是没什么危险的。

我的朋友告诉我,他祖上传下起痣法,治老鼠痣的针刺方法:一枚毫针直刺老鼠痣的中心,四周的根,再横刺四针,捻转、留针15分钟,它就会自然脱落。

我这里只讲了3种方法。我相信民间一定还有很多的药物或方法。各人的经验都不一样,就像每粒老鼠痣也各不相同。

每粒老鼠痣都各不相同。单拿大小来说,有的很小,像针尖样;有的大到如指头面样;有的生长很快,有的永远不长大;有的生子生孙(母的),有的永远独处(公的)。总之,这都说明不同的老鼠痣也都有它自己的性格。因为它们也是生命,生命都具有个性。这就是许多医生按病名治病经常失败的原因。

我发现,单方治病效果很好,但又不是百分百的。有一例很有意思,生长在皮肤表面是老鼠痣,我用旱莲草擦它多次,才见它外面慢慢干燥掉落;

里面却是一个色素痣,摸去光滑滑的。我知道再用旱莲草不行了,就用艾条热熏的方法。两三天后见它没掉下来,用手摸摸有一粒像橡皮一样的小球形硬粒还连在皮肤上。

这个例子我觉得很有意思,3个不同的赘生物长在一起,很少见。外面让老鼠痣包着一层,里面却是别的东西。色素痣为什么长在肉痣上?无法答复。色素痣里面还有一粒细小的肉痣。色素痣经热熏后干瘪脱落,肉痣像个小皮球挂着。后来将它用手掐了,贴了创可贴止血后,也就没事了。

2004年,妻子的二嫂的太阳穴旁生了一颗老鼠痣,几个月就大了一倍多,她很怕癌变,找我治疗。我也用艾条热熏,起了水疱,烂了很久,大概有七八个月,不打针也不吃消炎药。她说自己见过一个人也是老鼠痣,很快变大,后来就变成了癌肿。现在就让它腐烂,能排出毒素,后来自然好了。3年过去了,现在还有一个不很明显的疤痕。

(二) 色素痣的治疗

色素痣有红、黑两种,里面实际只是一些黏稠的液体。有一些色素痣会发生癌变,由于过分宣传,有的人长了色素痣很害怕癌变。其实是多余的,因为这种概率极小。容易患癌的人不一定因色素痣而患癌,其他的地方也可能会发生。色素痣长在皮肤上,有变化马上可以看得见,治起来就容易。皮肤上的病,一般来说是最容易治疗的。如果你真的很害怕,可以早治。反正长痣的地方,洗澡时用手擦着时会有牵扯痛,也需要治疗。治疗按上所述——艾条热熏,是一个最好的办法。

有癌变的色素痣,首先,会发现它增大快,其次是柔软的地方发生硬变,痣的底脚有侵润状。这时候,不能经常地用手指或其他硬物去拨弄,要想防止它癌变或扩散,最好的方法是给它加温。经热熏后,它就会自然干瘪脱落。癌细胞最怕热,加热到60~80℃,它们就会死掉。这样做,所损害的面积极小。用手术割除,反不是好方法。一是面积大,要去掉许多组织。去多少才合适?谁也没准。如果去得少了,癌变还有一些组织留着,反而增生、扩散得更快。不动它还有命,动动它就没命了。二是有人认为割除后还可再用激光、化疗,其实也不是好办法。这两种疗法对自己生命的损害,比对癌细胞的损害也许更厉害。再说身体里很大的一块组织被割除,重新长成白耗费许多精力,痛苦的时间长。年轻人生长能力强,割去一些还可以再生,老年人就不行了。

　　要是问为什么经热熏后它会干瘪脱落,而我们自己的组织却不要紧?这说明色素痣是我们身体上一个独立的组织,里面的汁液是活性体,即活的东西,能新陈代谢。因为是良性的,它不会随意长大。热熏使它里面的活性体死亡,它才会萎缩、死亡。它之所以恶变,有各种原因,其中的一种,就是外来的刺激。例如,经常被触动,或接触化学毒品,或照射,或针刺、手术等。西方现代医学治疗癌症,已经从割除、化疗、放疗等方法,转向主张与癌共存了。因为,多年的实践证明,以上所说的方法有问题。

　　热熏治疗色素痣的方法是:硬纸板一块,中间挖个洞,与痣一样大。让这个洞,套上痣头,让痣露出纸板面。再把艾条点燃,用火熏该痣。持艾条者将艾条燃着的一面,接近痣头,以病人自己能耐受的热烫为度,可近可远。如见痣中的汁液有点沸腾,就是里面活体死亡的现象。一两天后,它就会慢慢干瘪掉落。此法可用于治疗任何色素痣。有没有癌变都可以用这个方法。有的小色素痣叫"乌星",像雀斑,用中药鸦胆子捣细点敷,没几天会腐烂脱落。这是一种腐蚀的方法,所以,较大的色素痣会发生疼痛,不很适宜。在脸上的,也只适合很小很小的"乌星"。因为腐蚀会造成脸部的伤害。点"乌星"的方法民间也有很多秘方,可惜我知道得太少,不能一一告诉大家。至于小粒的肉痣,也可以用热熏的方法杀死它。因为,它是一块独立于人体生命之外的组织。

　　由于某些过分宣传,现在很多人都害怕色素痣会变成色素癌,其实,这种顾虑是多余的。有多少色素痣会变癌,概率极小,根本不需要害怕。如果真的发生癌变,因为生在皮肤上,也不必害怕,很容易治疗。只要艾条一根点燃,慢慢地热熏,皮肤癌组织就会自然死亡。仍须警惕马上大面积使用,防止皮肤过大的损伤。

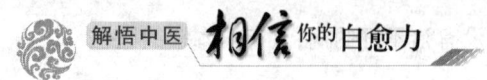

十、割脂疗法治小儿疳积

割脂疗法是治疗小儿乳疳、食疳的传统方法。方法是把手指末节正中割开一个小口,挤出里面的白色脂肪,剪去,放上消毒纱布,指压止血,就算完成了。这种方法,能帮助提高小儿的消化吸收功能,治愈小儿因食疳、乳疳导致的营养不良,萎黄消瘦,老是长不大。乳疳、食疳都是疳积的意思,是吃乳或饮食伤了肠胃,导致肠胃功能紊乱,大便溏泻,一日多次,下的都是不消化物。据说割脂疗法是温州八仙楼几位小儿科医生的祖传秘法,在市里人人皆知。后来《中医杂志》公开了这项研究。

做中医最重要的不是死死板板地记住多少药多少方,而是必须具备善于辨证论治的天赋,有善于运用四诊八纲的能力。我自学习中医后,觉得自己确实喜欢它的理论与实践。我在云和县不到一年的时间里,治好了不少疑难病,就与我这种性格有关。

1964 年我在云和县村头大队时,住在宋有谷家。他有个姓蓝的亲戚,住在离村头 40 多里的高山上,地名叫西源。云和县那里的山村,住着很多少数民族——畲族的村民。西源的蓝先生有个孩子已经 7 岁了,趴在地上不能爬行。我一看这孩子是个严重的缺钙症,手脚关节都已经变形,按压他的骨头也是软软的。由于长年累月只能躺在屋子里,见不到阳光;大便溏泻,带有许多不化的食物;口渴引饮,一天老是在饮水。我想,恢复原状已经不可能了。他的父亲说已经去县城看过几次,医生认为是缺钙,拿来一些钙片和维生素 AD 丸,可没有效果。现在他只要求孩子能爬得动,父母总要先他而去的,能讨饭给自己吃就行。

我认为用补钙的方法之所以解决不了,是因为孩子吸收营养的能力极差,吃进去都拉出来了,肠胃不吸收,钙片、维生素 AD 丸就起不了作用。这种对症用药的方法没有治到节骨眼上。我认为,治疗的方法应该是抓住根本:加强脾胃功能。于是我想到了割脂。我没有到八仙楼看过割脂的手法,仅从一些病家口中知道有这么一种方法治疳积的。有一天从《中医杂志》(1962 年第 4 期 31 页"割刺疗法概述")上认真看过这种方法的作用和施行，其经验总述为能提高脾胃功能，能治很多疾病，并不限于小儿疳积之类的疾病。因中医认为人的后天之本在脾胃，意思是指人活着，靠脾胃吸收营养，才能支撑和活动，脾胃功能不好，营养不足，就会变生各种各样的怪病。

我想，能救这孩子的唯一方法就是割脂了。虽然这对我来说是第一次，但手术很简单。温州人称为割"奶疳子"。我先用普鲁卡因局麻了孩子中食指末节中间部位，割开1厘米大的地方，再挤出一粒米样大的白色脂肪，剪去后用消毒纱布盖上，手指压迫止血。当地为高山区，出产鲜石斛，嘱他父亲去采回，每天给孩子少饮代水送服钙片和维生素AD丸。3个月后，他父母带孩子来到村头，已可站立。这种疗效，实在是出乎我意料之外的。因为，我从来没有这样的经验。十几年后，有人与我说这孩子已长大成人，要讨老婆了。40年后，我到村头访旧，我带了照相机，请宋有谷到西源叫那孩子来见一面，回来说，到桂林打工去了。想想真是遗憾。

过去，我在温州镬罐厂当厂医，碰到脚抽筋症，就给病人注射葡萄糖酸钙，马上能给治住，但没多久又犯。后来我给处中药：白芍15克、甘草12克、木瓜6克，可当日见效。不仅马上缓解，还可维持比较长的时间。这可不是给补钙，而是帮助钙吸收和运用。要是说这方子能补钙，实在没有依据。其实，我认为吃含钙食物，如果吸收和运用功能不好，吃这些东西毫无好处。这个孩子也一样，他不是没有补钙，而是因为疳积，肠胃吸收不好，吃进去的钙没有被吸收、储存和运用，而是成了排泄物。

由此理可以推而言之，许多补品广告，说吃了它有什么什么作用的，实际都是胡说八道。缺什么补什么，听起来很在理，实际应用效果不好。如果人体不缺它们，吃了它们只不过使排泄物中多了这种成分而已。再者，一切微量元素在人体里，同样要保持相对平衡的，乱吃反而会破坏原来的平衡，产生新的疾病。我在临床发现，现在有许多口腔炎易发病人，被西医认为是缺乏维生素B_2，需要补维生素B_2。但疗效并不好。后来我以胃毒论治，用清胃毒中药人中白、人中黄等加用芳香健胃药藿香、川朴、苍术等，就能很快痊愈。

我在这里提出一个系统平衡的概念，有这样的意思：某些慢性病如果只认为缺什么就应该补什么，犯了一叶障目的错误。应该说，生了慢性病，人体缺少的一定有很多东西。疾病没有迅速恶化,说明人体自身为了维护生命的存在,它已经实现了自我调整,产生了系统平衡。只有实现这样的平衡,生命才得以存在。乱补反而会破坏平衡而影响健康。

十一、针挑十宣穴出血治高热发狂

我是在1964年12月20日结婚的。婚后,我就不能再在黄田行医了。一是再住在岳母家没有理由;二是妻子认为自己已经出嫁,不愿意呆在当地,我只能另外找工作了。

我找到工作的第一天,尚未开工,需要先安排住宿。队长叶正高借好了一间房子,房子的中间有个大柜子,农村里是作谷仓装粮食的。我们觉得这个房间使用不方便,十几个人打地铺还太挤一点,想把柜子移靠在房间的另一边,就去与房东打招呼。岂知来了一位女房东说:"你们如果嫌我这里太挤,就请另找别处。"大家听了她的话,一下子发呆了。我们都是出门打工的,哪里有这么方便找到房子的?现在刚巧碰上,也只能将就了。房东的父亲正好上来听见了,就接着说:"你们勿见怪,她丈夫正在生病,心情不好。"叶正高说:"凑巧,我们队里有个潘医生可以替你看看。"我当即拿了体温计随着她看病去。她的丈夫叫宋有道,大概有二十七八岁,恶寒发热,舌苔厚腻,体温40.3℃。据说1小时前诊所里来了医生,注射过青霉素,可当时只有39℃。我说:"这个病是风食相挟,青霉素治不了。"他的家属有些不相信,因为我只是一个工人。看他们有犹豫,我就说:"你们待2小时后找我。"那个时候大概还是上午9点。到11点半,我正在吃午饭,来了人,叫我马上去,说宋有道高热发狂,把家里的东西全都打碎了。我到他家,见他父亲和他的弟弟一起,把病人按倒在床上。我随即采用针刺十宣放血法,仅刺完左手,见他已恢复知觉,怕痛,不愿意拿出右手。他母亲在旁劝说,才让我再放。随后,他翻了一个身,面壁睡着了。下午3点睡醒,呕出许多食物,体温到晚上退净。

十二、白芷片塞鼻治鼻炎

最近,有个10多岁的孩子,父母带他来,说患了感冒,发热治好后,夜里鼻塞,呼吸困难,睡不着觉,用西药鼻通滴鼻,吃消炎药,总不见好。医生告诉他这是慢性鼻炎,要继续用药。再治了半个月,还是不见好,反而发生大便秘结。医生说这是大肠有炎症。他父母给孩子想想,既然天天吃消炎药,怎么又会发生大肠炎症呢?现在很多人都在说,常吃消炎药不好。于是发愁了,一个病变成了两个病。再这样治下去,会不会又变出第三个病来?决定不再服西药,转中医看看。

鼻炎,是西医的病名,就是说,鼻窦部发炎,鼻内肿胀、阻塞,呼吸困难。他父母给孩子用鼻通滴鼻,消除肿胀,再加用一些消炎的药物,使炎症消退,以为病就算是治住了。一些人为一时舒适,长期使用通鼻的西药,就会造成无药可治的萎缩性鼻炎,最易弄巧成拙。中医不能仅根据鼻窦的肿胀来治疗,而是要根据全身所有的表现来辨证。

这孩子体质素来不错,得鼻炎后,消瘦不少,饮食也减少了。原来鼻涕浓,现在变成了清稀。原来大便正常,现在秘结了,拉出来像羊粪状。咳出的痰,既绿又稠。原来舌苔是薄白的,现在变成了黄苔。咽部红赤,稍有疼痛。原来是没有头痛的,现在又觉得额部头痛,偶有打喷嚏,恶风。这叫做风寒犯肺,由于孩子体质好,寒化为热,鼻涕才会浓绿,咳出也是浓痰。鼻涕变为清稀,是阳转为阴;大便由正常变为秘结;饮食从正常变为减少,都说明病情增重,也就是从急性转为慢性的原因。我嘱他父母用白芷片两片,晚上在孩子入睡前塞鼻孔,并给处方。孩子吃了6帖药就好了。再来复诊,我给调理脾胃以善后。

一般情况下,鼻炎分为寒、热两种,鼻涕浓绿是风热,用清肺散加霍胆丸;鼻涕清稀为风寒,用香苏饮加苍耳子、白芷。鼻塞严重的时候,可以用食指、中指并合,两手一起擦项后的风池穴,鼻脚旁的迎香穴,如果有额上头痛的,可以针刺上星穴,均可通鼻。经常摩擦并服中药,可治慢性鼻炎。

最近,有一孩子常以手指挖鼻孔,医生认为是鼻炎,嘱服消炎的抗生素,服药1周无效。我嘱他每天晚上用白芷两片塞鼻孔,早晨去掉。1周后痊愈了。我认为,做父母的切莫因一点慢性鼻炎而让孩子常吃消炎药,这很重要。因为,常用消炎药会损害人体体内的微生态平衡,不仅治不好鼻炎,还会造成各种疑难病。

现代的生物学家研究证明:鼻窦部肿胀是因为鼻黏膜充血,加强了鼻窦部的血液循环;鼻黏膜才能分泌出很多黏液,黏住并杀死吸进的病毒,不让病毒再侵入。这也是一种信号,告诉机体一致抵抗感冒病毒的侵犯。病毒黏得多了,就用打喷嚏的方法让它出去。这些现象,都表现机体在抗病。中医就是根据这些表现治病的。如果用鼻通滴鼻,能立即消除鼻中的肿胀,因为鼻通能使充血减退,病毒反而能很容易地进入,这叫做开门揖盗。消炎药只能够杀死细菌,而不能杀死病毒。只有人体本身能杀死病毒,所以,病毒虽然进入了,也并非就可以生存,咽喉和气管里的黏液仍然能杀死它们。很多人吃消炎药后,大便秘结,容易引发痔疮。人的大肠里有很多有益的细菌,帮助吸收营养和水分,如果被杀死了,因此造成了大便秘结。大便久不行,毒素被人吸收,发生什么都难说。

十三、葱姜煨脐法治癃闭

我的朋友金抗火先生是个教太极拳的师傅。一天,他带了一个学生的母亲来我家,说因胃病去做了胃镜,又在医院里输液,但输了几天后便发生呕吐。马上停药出院,呕吐也因此消失了,身体一直不好。有个朋友送她一些氨基酸注射液,打了两次便发生癃闭症,两天不能小便,全身冷战,少腹胀满,据说在家里都用火炉取暖。对西药使用失了信心,于是金先生便带她来我家。

两天没有排尿,应该说很是危险了。这是膀胱括约肌失灵。看她坐立不安,我觉得如不马上排尿,就可能发生尿中毒症。嘱病人家属立即用鲜葱4两,老姜一块,切细置脐周,上放热水袋,使热气直达少腹,促进膀胱括约肌的蠕动。并处方用四逆汤加五苓散：

附子 15 克（先煎），干姜 15 克，甘草 15 克，桂枝 12 克，茯苓 15 克，白术 12 克，猪苓 12 克，泽泻 15 克，生姜 5 片，大枣 5 枚。服后 2 小时，小便通利。

这么危急的病情，本应立即送医院置导尿管排尿，以免发生尿毒症。我觉得，医院置放导尿管只能解一时之急，不能促进膀胱括约肌的蠕动，而我用鲜葱、老姜，远比导尿管好用。葱有通阳之用。所谓通阳，也就是恢复膀胱括约肌的功能活动。病人住到医院里，就不能自由处置了。

十四、谈热天挑针放痧

天气炎热干燥，痧症病人求医难。前星期在温州市老年大学听一放痧医师讲在叶同仁堂义务放痧，一个月要治疗七八百人。现看到《温州日报》也要招聘义务放痧医生，这是为全市人民做好事。本也想应聘，但自思年逾古稀，一天要站在那里治数十人，实在心有余而力不足。现在我把几十年有关放痧的研究做一简单介绍，也算做弥补不能直接参与放痧的歉意吧！

（一）什么是痧气

痧气是指人体生命信息系统的运行障碍。生命是指一个信息运行的过程。当精子和卵子结合附着于子宫壁后，一个人的生命信息就开始运行。

人从小到大，性开始成熟，择婚、嫁娶，然后生育子女，就是人的躯体里有一种性的信息在不断运行；再如，饥饿的信息来了，就开始吃饭。与吃饭同时，胃酸分泌马上增多，胆汁亦会及时地排入十二指肠，其他的各种消化酶都会按规定的时间、地点和数量与食物会合，使它们变为有用的营养，提供给血液输送到需要的地方……所有的信息形成一个系统，使一个人经历从小到大，直至死亡的信息系统，就是生命信息系统。

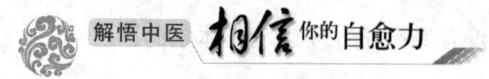

由于天气过热,生命中的某些信息运行发生了障碍,就会出现种种疾病。这些疾病,我们称之为痧气。对于痧气,病人本人很需要有个正确的认识。痧气是一种最为常见,最为普通的疾病。其实,不只是热天,即使在大寒的日子里,也会出现这样的疾病。不过在热天,它有时候表现得特别凶险,甚至危及生命,治疗必须十分注意。

(二) 最常见的痧症和治疗

1. 冷痧。大热天自觉冷不可挡,喜欢盖被,有的全身发抖,甚至上下牙齿打战。可点刺两侧肩髃(两肩正中最高点凹陷中)、两侧肩井(肩和颈的正中和大椎颈后正中最高的椎骨下凹陷中),然后用生姜擦督脉和太阳经,冷感就会渐渐消失。如果没有生姜,就用热毛巾,热敷肚脐,待冷感消失为止。

2. 热痧。发热无汗(不怕风的,称热痧;怕风的,是风夹痧症,要用三物香薷饮祛风发汗),使用退热药体温反而更加升高,有升至 40℃ 以上的。用针挑十个手指尖和脚趾尖出血。再挑督脉从大椎起往下数 10 个穴。大椎旁开 3 寸(以病人 4 个手指并排作 3 寸)与大椎平行往下数 10 个穴。

3. 绞肠痧。腹痛如绞,如刀挖,十指(趾)如冰。用针挑两侧天枢穴(脐旁开 2 寸)、脐上、脐下正中各 2 寸的穴位出血;脐上用拔火罐,同时在中脘处拔火罐。再用 1 寸毫针刺足三里穴(温针,即以艾条火熏针尾)。有恶心的,针挑任脉的天突、璇玑出血,可止呕。腹泻不止的,针挑尾骶骨自会阴穴往上数 3 节凹陷中,每节 1 针,可止泻(也可治痧气引起的便秘)。

4. 懵痧。昏不知人,是急危症。有的突然发生,有的夜睡昏死,推叫不醒。须用 8 号以上大针头速刺后跟或中冲穴,强刺激,促其速醒。这种情况说明体内信息系统已经十分虚弱,连保护神明的能力也受到侵害了。醒后请中医辨证论治,或送医院认真检查。

5. 一般痧症。无汗,微恶风,稍感不适,都可以挑督脉通阳气,并用生姜擦背部两侧的足太阳经。如有恶心的,都可以挑任脉通阴气。如有头痛如箍的,不管轻重,都可挑眉尖两攒竹穴、两太阳穴和项后两大筋的发际处两穴,共 6 个穴,出血后头痛会立即轻松。

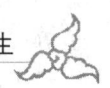

（三）痧症诊断

痧症发病突然,医生用病人指尖顶自己的掌心,有冷感即为痧。但是,这种诊断法只适用于大多数人,仍有少数人不能准确诊断。因为,任何个体都有特异性,不能完全一样。有人用明矾测试,也可以区别是否痧症,即以舌舔明矾,如觉不涩者即为痧;有用生黄豆令病人咬,如觉不生臭者为痧。这些测试方法,只适用于重症病人。一般轻痧症测不准,容易发生误诊。热天患痧症如不认真治疗,会留下后患,变生其他疾病。

（四）痧气也要辨证论治

我在上面介绍了几种常见痧症和治疗的方法,觉得还需要作些补充。一般放痧的医师都来自民间,缺乏辨证论治能力。虽然有的已经治好不少人,临床经验极其丰富,但人的生命是特别珍贵的,不允许医生犯错误,所以仅凭经验是不够的。"文化大革命"时期我有一个工友,原有胸膜炎症,后来胸部还生了一个痈,久治不愈,变成了瘘管,常有脓液流出,平时脸色苍白。一次天热突发腹痛腹泻,送某医院输液。待我赶到医院,见输液瓶还挂着,人已断了气。

一般来说,痧症用现代科学的术语来解释,是天热使体内水分散发过量,导致电解质紊乱。因此,西医都用输液治疗。后来有的病人因输液而死亡,天热时有的人生病就不敢去大医院了。有的西医知道这种情况的,天热时看病也不敢输液了。到底患痧症者能不能输液呢?笔者认为,应该说不能用输液治疗的,仅占百分之一以下,一般的痧症病人都可以输液。因为大多数人确实都是脱水造成的,输液后电解质重新恢复平衡,病就好了。

但是,有个别人原来就气虚贫血,气血运行本就不畅。中医说"热伤气,寒伤形","血随气行"。病人这"气"就是在运行的信息。原来就不足,再加上天热受到伤害,血液不能跟气走了,就会发生瘀滞。本来就虚少的血液,由于输液突然加上了很多水分,血液被冲淡了,它就成了输液死亡的原因。这种人平时都有慢性病,脸色、唇色苍白无华,言声低微,少气乏力。如果他们得了痧症,就应该先去放痧,或刮痧,疏通气血,然后再输液。这

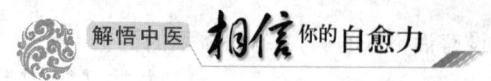

就是说,痧症治疗也要辨证论治,动不动就输液是大忌。

(五)痧气病在身体的哪里

我们生了病去求医,认识上最容易犯的错误是弄不清生命与躯体这两个概念。我们往往会问医生:"病在哪里?"意思是要弄清生病的位置。然而,痧气这个病却是没有位置的。因为生命是一个整体,是动态的。它看不见,摸不着,不可度量。但是,它却确确实实存在。如何认识它呢?我想出了一个分清生命与躯体的办法——先弄清下面说的4个概念:

1. 活着。是指生命在躯体里。
2. 死亡。是指生命离开了躯体。
3. 健康。是指生命与躯体和谐。
4. 生病。是指生命与躯体不和谐。

理解上面说的,就会知道生命与躯体是完全不同的两个体系。我们现在有很多病没办法用医院的仪器检查出来,就是因为它在生命的信息系统里,而不在躯体里。而我们的生命信息系统却看不见,摸不着,它的疾病也同样是看不见,摸不着的。这好比电脑患病,有些文件不能工作了,你拆开电脑,找不到出毛病的硬件一样。痧气病,就是我们生命信息系统里的一种疾病。

十五、放血治病——治病无常理

现在学术界有些人认为开展学术讨论,一定要先共同承认某些公理或常识,他们才可以与你坐在一起。提这个先决条件实质叫做自我封闭,因为学术的进步有许多往往都是从推翻公理和常识开始的。中医治病有许多理论,其中有两句叫做"法无常法"、"常法不法"。这两句话告诉我们一个道理,就是社会没有固定不变的"常法",一切都在变化之中。我希望与搞研究的学术界共勉。

放血与挑针的不同是:挑针用极细的针尖,只挑破表皮,挤出一点血液;放血用粗针头直刺静脉,流的血比较多。静脉有粗细,头面的静脉细,血管内压力亦小,因此,刺破后出血量不会多。下肢静脉如果直立放血,出血量就较多。但病人不应有害怕心理,有了这种心理,容易晕针或晕血。因此,需要放血的病人,医生应先做思想工作,避免突然晕倒。

岭下的队长有一天因搬一块大石块,不小心腰部扭伤,不能转侧,支书叫我去治疗。急性腰扭伤大多数是腰椎半脱位,需要正骨,但是我不会。我知道委中穴静脉放血亦可治急性腰扭伤,心中总觉得正骨好得快。这时候却被逼着"上轿子",只得姑且一试。我叫病人卷起裤脚,靠墙,两手抵墙而立,见两委中穴(即膝弯中)的静脉突出,用三棱针一刺,鲜血直射数尺。病人说,腰部的紧张一下松了。

我的朋友娄先生现在是卫校高级教师。他告诉我某次碰到一个病人,两睾丸肿大,发热,疼痛难忍。医院里的外科医生以为这是感染发炎,叫他做手术切除。大家知道,切除了睾丸那就成了太监,男人就不再是男人了,所以,病人就把西医外科愈病的思想打消了。可是疼痛却不是能打消的,于是他找到娄先生。娄先生见他的两侧腹股沟静脉胀硬青紫,也用三棱针速刺放了好多血,病人顿时有松弛之感。加用了一些消炎药,没几天就痊愈了。

国外也有放血治病的。但因为他们不像中医学那样讲辨证论治,死板机械,所以效果不好。《顺势疗法》中说美国第一任总统华盛顿也是因放血治病而死的。《卢梭忏悔录》也说到好几位贵族的家属因放血治病,导致身体衰弱而夭亡。可是,学过中医治病的,就不会用放血致病人死亡的。因为,中医一开始就提出"毋虚虚,毋实实"的警告。针灸学中对补法与泻法也很讲究,就是虚证的不能泻,实证的不能补。放血是一种泻法。身体虚弱到快要死了,还用放血法,那就犯大忌了。所以,学过中医,就不会犯这个错误。

华盛顿死于1799年,离现在已有200多年。那时候的美国西医还只能用放血法治疗发热。后来因化学工业发展了,才有了退热药物。使用退热药治疗发热的方法,叫做压制疗法。这种疗法,广泛使用于西医的内科治疗,例如疼痛用的止痛药、治疗高血压的降压药、治疗高血糖的降糖药、治疗高血脂的降脂药等,这种方法,只求暂时效果,导致药物慢性中毒,结果制造了许多依赖药物的长期病人。

我认为学中医的好处不仅是可用于治病,而且为人处世想问题,搞学术研究,都能顾及正反两面,不认死常理。

十六、酢浆草、芙蓉叶的用途

医生的知识都很有限,即使名气很大,学问很好,也是如此。民间有很多单方,效果极好,都是出人意料之外的。所以,人们才会说:"一味单方,气死名医。"

白水济是个小村子,在离青田县城三四十里的海口镇后山上,从海口上山还要走15华里路左右才能到。1965年深秋,我住在那个村子的杨金进家。秋风萧瑟,落叶满山,只有向阳的毛厕边还见到一些红黄叶子的小草。杨金进指着酢浆草跟我说:"潘老师,这是最好的贼药。""贼药"的意思是指做贼的被抓住,往往会被打成重伤,贼药能活血止痛治打伤。我的朋友李龙洪带我去挖草药,指着一株草药说:"这叫'贼裤带',它的根皮纤维很长且韧,可以打辫子做成裤带,系在腰间。打伤后,只要剪一寸煎服,就好了。"

"文化大革命"初期,我哥在临海县工作,是属于保守派的。据说被造反派抓去打伤,伤得很重。来了一个电报,说受伤住在医院,要我立即去临海。我即赶往临海。他住院已经3天,胸腹里面都感到疼痛。我想带他来温州,也可以用汽车运到温州。车站在县城外,是造反派的天下,根本无法去坐。唯一的方法是坐船到黄岩,再转坐汽车,这必须走一段路。但他根本起不了床,哪能步行?我在治病的时候,有个特点,碰到急切病情,往往会突然从脑里跳出一张方子。这时候,我突然想起了酢浆草就马上到巾山去采。巾山是临海县城内的一座小山丘,现在已改为公园供游览用了。那时候很荒凉,何况已是秋天了。

我在山上拔来一篮子的酢浆草,借了一个小石臼杵细,绞出了半碗汁,在开水里稍温了一回,叫我的那个6岁的侄子撒了半碗尿。这种尿中医说

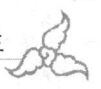

是童便,用于活血止痛很灵验。上午9时服下,下午2时就可起床行走。我和他一起走到码头,坐船到黄岩三江口,租了辆自行车,带他到黄岩。住了一宿,第二天起早坐车回家。回家后,他卧床40天,每天我都给他服半碗酢浆草的汁,用剩下的渣加芙蓉树叶再捣细,敷在全身打伤的地方。半个月后,见他的腿脚上发出很多的青紫块。这些都是里面的瘀血被吸出在皮肤的缘故。我还怕他的内伤不净,瘀血留着容易变生其他疑难病,就用三七浸白酒,每天要他喝一两。现在40年过去,他已70多岁了,没有发为风痛,觉得很庆幸。年轻时受外伤,老年发为风痛的很多,都是瘀血没去净的缘故。

酢浆草温州土名叫雀儿梅酸,与铜锤草的叶子相像。小时候我们常常把它作为同一种植物。其实,铜锤草的茎白色,是直立的。酢浆草则是葡匐茎,也就是藤状茎,色稍红,真是一种好药。由于酢浆草味酸,活血入肝,治疗慢性肝炎也很好。慢性肝炎会导致肝硬化,就是瘀血留着于肝脏的缘故,酢浆草味酸入肝,能活血去瘀,所以能治慢性肝炎。

秋天,芙蓉树会开出很美丽的花朵。芙蓉花药店里有备,是活血排脓解毒的中药。鲜芙蓉花捣烂,用于痈肿拔脓极好。脓还没有形成的时候,也可以用于活血消肿。如果没有开花的时候需要用到它,可用叶代花。

中医认为尿液能活血、镇痛,孩子的尿液叫童便,比成人的尿液效验更好。许多人都知道因殴打受重伤的人,易致败血冲心,这是很危险的。但只要饮一碗人尿,就可防止。我老伴的大伯,解放前是个屠夫,欠人猪款。那时候的农民一年辛苦养一头猪,靠年终卖出,支付一年的费用。大伯是个赖皮,那人久讨不还,生气了,在他肉架上拿了屠刀,刺进了大伯的肚子。因为杀了人,逃没多远,被村里的人抓住打个半死。他爬到小便缸旁,喝了几大口尿液。后来被判了18年徒刑。从牢里出来后,因登大伯的门道歉,我才知道这件事。

败血冲心是很危险的。这种症状,常发生于重伤后,或妇女产后出血者,其症是心下或少腹有气上冲,特别要注意。

十七、戴先生的癫痫痊愈记

我的好友戴先生是中央教育科学研究所的研究员,与我叙说幼年患过癫痫,并被某教授的妻子用单方治愈。

中医治这样的病,方法很多。但像戴先生这样一次除根的却不多。我因而要求他将全过程写出来,以说明祖国医学的博大。

说起来这也是半个世纪以前的事情了——1952年5月,某日清晨,母亲唤我到院子里看一看炉火"升"起来没有?我们知道,在北京当时是住在四合院里面的,家家户户用煤球炉子,因此,早晨起来都要用劈柴将煤球在炉子里面燃着,并且需要借用"拔火罐(矮小带把儿的烟囱)"的抽力燃着。我当时不到11岁,人又长得瘦小,只好站在房门口的台阶上,从"拔火罐"的顶部向里看,火焰是不是燃烧起来了?就是在这个时候,我不省人事地扑倒在火炉上,"拔火罐"从炉子上面滚到地上。由于"拔火罐"是铸铁铸制的,因此,它摔在地上的响声是很大的。母亲推开房门,见我倒在炉子旁边、口吐白沫、四肢抽搐。母亲在庆幸没有扑倒炉子、烧着身体的同时,迅速将我抱进屋里。

后来,听母亲讲,她用力也掰不开我的手脚和嘴,不知所措。邻居说这是"羊癫风",只能等20分钟。此后,在大约两个月内共犯病3次,都是清晨,其中一次"尿床"。由于当时父亲在山西大学任教,通过他的努力,了解到历史系一位教授的夫人有祖传秘方专治此病,于是,决定我只身一人乘火车赴山西太原就医。时间大约是9月份(穿长衣,不是夏天)。

到达太原约1周左右,经人介绍父亲将我引领到简陋的教授之家。教授夫人大约50多岁,慈善、和蔼可亲。第一次见面,只是详细地询问了发病的背景情况,得过什么病?何时发病?发病次数等,最后,决定天天让我去她家里针灸。

第二天,我遵嘱就诊。记得她从一个祖传的医用提包里拿出针灸用的针,那些针并不是许多年以后我见到的针灸专用的针(细长、带有铜丝螺纹

第三部分 中医疗法:没有治不好的病,只有没本领的医生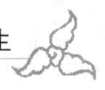

针把儿的那种),大小、形状和一般的绣花针差不多。取出后在蜡烛上烧烤了一会,擦干净扎在头顶中央、后颈部中央、双手虎口的位置和两侧太阳穴的部位,以及其他好几个穴位(因年头太久,记不得还有哪些穴位了)。

在扎针过程中,她说这是祖传的手艺,"传女不传男"(此话印象最深,那是我第一次听说这句话,反复琢磨为什么传女不传男)。边说边从医包里拿出折得很烂的陈旧报纸,指给我看——这是某年给我登的报,感谢我治好他的病,这是某年某报(中缝登载的致谢声明)。总之,给我留下十分深刻的印象。因此,还安慰我:"你这个病好治,扎扎针、吃点药。"

就是这样,接连扎针1～2个月,这位医生对我讲:以后就不用扎针了,我现在给你配两付药,回家后先吃一付,一付不行,再吃一付,包好。注意,吃药后5天不得出屋、受风,大小便都要在室内进行。一定要记住忌吃羊肉(此后,直到1969年,其间15年没有吃过羊肉)。老人家边说边配药——先后有6～8种草药,因年幼名称不知。只记得有大黄(说是泻药,形状如一块北方出产的"酸枣面"),还用如熏蚊香一般环形风干的花蛇(老人家说,这是我们甘肃出产的蛇),截取了1寸左右长度。粉状的要分为两包,每包只有现在的小包装咖啡冲剂那么多,用黄色草制的信纸包装,信纸上写着处方剂量。

几天后,回京立即遵嘱服药,至今56年除根未犯。自我感觉一切正常,读书上学、务工务农、教育教学、研究著述、成家立业,均未见异常。但是,我在大学期间的同班同学有得此病而休学者,参加工作初期同校女数学教师此病缠身终日闷闷不乐,调到新的学校内又有中文教师患此症而晚婚不得生育者……所遇所见均未见治好者,西医无奈也! 遗憾的是,多年来由于我碍于脸面从未与任何人提起自己曾经患有此病,并且治愈。为此,我曾经请老父查找山西大学的历史教授,遍寻其夫人,无奈老教授及其夫人早已仙逝,想发挥更大的作用也不可能了。我的健康生活、事业追求,全赖无名氏祖传秘方拯救了我,而我未及报答,引以为终生之憾事! 我始终怀有无比的庆幸之意和无尽的感恩之心! 我真诚地向上天祈祷:祝愿恩人在天安乐无比!

那么,另一付药及药方呢? 我复学不到1年(1954年从城里搬往翠微路之前),父亲的朋友(北京林学院教授)说亲戚患此病,遂将所余药及药方

一并索走,下落不明。现在回忆此事,我想说明两点:

1. 这个病中医可以治好,而且很容易治好除根,我的亲身经历可以证明。

2. 对待中医的偏见,实际上,是执偏见者的"科学"本身的偏见所导致。

戴某某,男,1941年10月18日生于北京

第四部分

行医感悟：四诊八纲，治病的根本道理是调节平衡

生命是动态的，从生命的形成到死亡，就是一个动态的过程。这个过程，也可以叫做一个自稳过程。动态的意思是指生命就像一个在走着的人，重心在不断变化：提脚向前，就产生了不平衡，脚一落地，就平衡了。这就是自稳。如果这个人的脚，碰到了障碍，脚落不了地，向前或向后扑，自稳发生了问题，就是生病。可是这个人把重心改变，脚又落地了，就是平衡恢复，疾病消除了。如果这个人跌倒在地，就是病势危险了。如果通过努力他站起来了，就是险病复原。如果他起不来了，就是无法治疗的疾病。医生的工作，就是帮助这个人恢复平衡。如果医生的治疗方法不正确，使不平衡加重，就是疾病加重；如果医生的治疗方法正确，使不平衡减轻，疾病就得以痊愈。其中最重要的，是生命的自稳能力。如果生命失去了自稳能力，那无论什么治疗方法，都必将无效。

对中医来说，只要生命还在，就没有不治之症。自己费尽心机治不好的，在别人手里可能不费吹灰之力。道理就在于任何个人，医疗的所知所识实在太少。所以，民谚有说："一味单方，气死名医"。我有个朋友，得乳腺癌做了手术后，腋下生了个肿块，有8厘米直径。后来腐烂化脓了，她就去上海、北京找癌症专家，那些都是国家级很有名气的研究癌症的专家，要

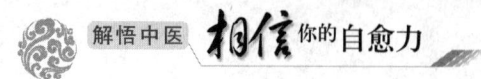

见他们多么不容易。我的朋友总算有耐心,据说单是在上海等那位有名的专家,就等了不知多少时间,总算得以允许一见。专家告诉她,癌转移腐烂,是个必死之症,没办法治了。后来,她听有个农民说,这是腋下生卵,只要用蒲公英抽掉脓液便没事。于是她就去采蒲公英捣烂,敷于腋下。脓消后,肿块也不见了。

一朋友告诉我,他的一个亲戚,患癌症做剖腹手术。医生切开腹腔后,不愿意切除癌肿,说没法治了,就马上缝合。于是家属只得把他抬回家。回家后,病人却慢慢恢复了,至今数十年过去,活得好好的。现在许多专家,自己没有临床经验,却信口胡说病人得必死之症,这是一种极不好的现象。因为,这会使病人陷于恐慌之中,容易被吓死。人的大脑是一个最大的免疫腺,这个免疫腺因医生的言语不当而发生混乱。我很赞同陈树祯先生所说的:"不论在任何情况下,医生绝对无权任意推测或确定病人的死期,原因是:就现今的科学和测量仪器,并没有任何一种可以确定人类死期的方法。所以任意告诉病人的死期是一种毫无科学根据、危言耸听的谎言。"临床医生如果碰上自己治不好的病,就应该老实告诉病人自己的能力有限,让他另请高明,而不应该说病人得了不治之症。

中医如不临床,就很难迅速学会行医。孙思邈说:"读方三年,以为天下无病不治;治病三年,才知天下无方可用。"这并不是说读方没用,而是在证实前贤所说的"法无定法,方无定方"之说。方是古人给我们的最为宝贵的遗产,但硬搬死套,却是中医临床的大忌。因为生命是动态的,疾病也是动态的。昨天发热,今天就可能退烧,或维持原状,或继续升高;昨天以为是感冒,今天可能变为肺炎,或肠炎,或脑炎。"着不着,三帖药,"就是讲临床要看病情的变化再改换处方,不能死板的意思。许多人认为这样处方变来变去没有一定的规律,就叫不科学。其实,医学的科学不科学关键不在固定的方药,而在疗效。中医的优势不是在用什么仪器检查病灶在什么地方,而是在临床疗效。其道理我在《生命医学纲要》中已有说明,这里不再赘述。

现在的医生好像不是在治病,而是专在病人身体上寻找病灶,只要能找到病灶,他们的任务就完成了。我认为,在身体上寻找病灶,花了大笔钱,即使找得到,意义也不大。因为,病灶只是疾病的结果,而不是疾病的原因。例如,女人情志不遂,月经不调,后来发展为子宫肌瘤。子宫肌瘤只是情志不遂的结果,医生能切除子宫,却切不掉情志不遂,能治好病吗?情志不遂是生命的活动,所以与身体无关。没有生命的身体是不会生病的。君不见医学院里的尸体,它们既不发热,也不咳嗽。只有活的人才会生病。也就是说有生命的身体才会生病,没生命的身体永远不会生病,所以是生命生病,不是身体生病。生命不能分妇幼内外,所以,中医内科也不分妇幼内外而统治之。

除非十分必要,不能把切除病灶当做治病的主要方法。生命健康的体现,是经络气血的有序运行;而这种运行,需要的是一个完好无缺的身体。如果身体发生了残缺,即使生命的自我维护能力能够产生代偿功能,但这种代偿功能,不会与原来的完全一样。而且,绝大多数人只能部分代偿,因此手术切除后就成了残缺。所以,读者们一定要理解本书的用意,不管自己或亲戚朋友得病,千万不要把治病的希望寄托于切除;在此之前,千万不要把治病的希望,寄托于找到病灶。现代大多数查病灶的仪器,都带有创伤性,都会使生命的自组织能力受到创伤,只会加重病情。

一、读书与行医

千万不要以为读过很多医书,就能做个好医生。

年轻时,我曾经花了很多的时间去背中医的书籍,尤其是《中药学》、《方剂学》,那是南京中医学院的教科书。在《中药学》里,中医常用中药,依药物的功用,分为20多类;在《中医学》里,依各种症状的治疗方法,也分为20多种。我背书的方法,采用先背目录中的各大类,后背小类,然后再背具体的条目。这样背书的好处,能够将药物和方剂系统地记住。这时,真觉得自己什么病都会治了。可是,没有临床经验的我,面对病人,却突然发现自己不知道要开什么方了。因为病人所述的症状,与书中完全不一样,对不上号了。如何处方,药物的分量,方剂中药物的加减,我一点也不会。

我师从方鼎如、胡天游两老中医临床学习,后来又自己行医。几年下来，逐渐体会书本里学来、背来的药方，没一张能完整地使用，临床时都必须加以化裁。拿治咳嗽来说，有人有痰，有人无痰；痰有多少之分，咯有难易之别；有的鼻塞，有的鼻不塞，有的流清涕，有的出浓涕；有的兼发热，有的兼咽痛；大便有秘结的、正常的、溏泄的；大便要问次数、形状；发热要问寒热感觉、有汗无汗、汗多汗少等。总之，一张药方，有时要适合解决各种症状，有时只能抓主要矛盾。孙思邈说得好："读方三年，以为天下无病不治；治病三年，才知天下无方可用"，确实如此。按书本用药，就好比按书本学游泳，永远也学不会。

经过几十年的实践，我才知道无论什么时候，医生开出的药方，都没有绝对的把握。谁都不能对病人说，自己的药方包医包好；只能说："服了以后再看。"有时候，我开了一张药方，觉得很有把握了，岂知后来接到的反馈说，病人服药后感觉不好，另找高明去了。就是说，医生根本无法事先知道病人用药后的效果，不管成功或失败，都只有在病人服药后，以他们的反馈来的信息为准。医生的治疗经验，是病人在用药后提高的。可见，凡乱开高价药的医生，不是好医生，而是一个恶医。恶医，就是借看病掠夺病人钱财的医生。说穿了，他不是在看病，而是在卖药。

医生能治好的病，都是因为病人有自愈的能力；医生是借用了这种自愈能力，才把疾病治好。例如"传染性非典型肺炎（简称非典）"，虽然世界上还没有发明抗"非典"病毒的药物，但是，在我们统计患"非典"的病人，其死亡率，却只有6％。无药治的"非典"病毒，其病人94％的人痊愈了。因为，这些人的体内，产生了抗"非典"病毒的血清。如果这些人体内不会产生抗"非典"病毒血清的话，再好的救治方法也没有用。我这话不是贬低各种医疗措施，却正是说明它们的重要。因为没有直接对抗"非典"病毒的药物，说明我们的医疗措施只是延长病人生命时间的方法，例如输液、输氧、降温、吸痰等。即在生命还没有生产出抗"非典"病毒的血清之时，不因发热、缺氧、缺液、痰涎阻塞气管而死亡。待体内生产出抗病毒血清，病毒被清除后，便会自然恢复。

因此，医生治病用药，就会有两个可能：一是借助自愈能力把病治好了；二是不善借助自愈能力或者损害自愈能力，就会把病治坏了，或者治死了。用药治病是个难题：用得好，是治病的圣药；用不好，就会变成催命的毒药。如果医生头脑里存在利用药物赚钱的思想,那么药物在他的手中,就会成为催命的毒药。对病人来说,疾病已经是他的一种负担,过多地给药,就是加重病人的负担。这种做法,对能迅速痊愈的病人,会延长痊愈时间;对有严重疾病的病人,则会促其死亡。

二、生命的自我康复能力

生命的存在,依靠生命力。生命力就是生命适应自然的能力。生命力使人从婴儿长为成人。个体生命在其一生中会碰到许多疾病,之所以不加以治疗也能自愈,就是生命的自我康复能力。自我康复能力是生命为了维护自己的存在,必然产生的对付疾病的能力。作为医务工作者,应该知道一个已经没有了自我恢复能力的病人,再有本事的医生也无能为力。

生命的自我康复能力,用西医学的道理来解释,就叫做免疫力。但是,免疫力只讲人体对微生物入侵,或生了其他疾病后的自我防卫。例如,感冒病毒侵入人体后,一般来说,人体会发生鼻塞、打喷嚏、发热、咳嗽等上呼吸道症状。鼻塞是鼻黏膜充血,产生很多黏液,吸附进入鼻腔的病毒并加以杀灭;打喷嚏就是把进入的病毒喷出去。再如骨折,断骨处立即会产生新的骨细胞,就不能说这是免疫机能的作用,而只可以称为自我康复能力。

生命是信息运行的一个自组织的过程。中医所说的这种能力,是指生命对一切外感内伤影响生命信息运转的一切障碍而产生的相应的克服能力,如急性的返流性胃炎所产生的胃痛、胃胀。人在饮食的时候胆汁从胆囊排入十二指肠,将胃里下来的食糜拌和,一起排到小肠。然而,此时人因情绪激动或强烈愤怒,十二指肠加紧收缩,胆汁往上返流入胃,胃黏膜受到胆汁的刺激而发炎,于是胃里立即产生疼痛。疼痛对西医来说是胃黏膜受到胆汁的侵蚀而发炎的表现,对中医来说它只是一种证明,也是一种信号,是胃中信息运行障碍,生命内在机能正在努力排除的信号。这信号告诉我们,胃黏膜在充血,在清除胆汁,只要它们不再返流,就可能恢复正常。因此,最好不要进食,它是在要求病人情绪安定,思想平静,以帮助恢复。如果胆汁不断侵入并腐蚀胃黏膜,胃黏膜若不会发出疼痛的信号,说明它已经失去了自我康复能力,烂光也不知道了。可以这么说:人在生病中产生的各种"证",都是机体与疾病抗争的现象。如发热、恶寒、鼻塞、咳嗽、呕吐、腹泻、腹胀、大便秘结、各种疼痛等等,它们既是疾病的证明,也是机体抵抗疾病的证明。

拿微生物导致的发热来说,微生物(病毒或细菌)侵入人体,人体就马上把体表的散热孔关闭,体内热量不能向外散发,体温便会升高。体温升高会使入侵的微生物减弱或停止繁殖,而且会使人体的免疫机能大量生产白细胞,用以消灭入侵的微生物。体温升高还能增强代谢能力,及时排除由这些微生物产生的有害的毒素。

拿咳嗽来说,是因为机体的呼吸道为对抗微生物的入侵而发生炎症。这些炎症部位会产生许多黏液。黏液虽然会吸附病毒并加以消灭,但过多却会堵塞气管影响呼吸。如果不以咳嗽咯出黏液,气管会因被堵塞而引起死亡。当人们吃了不洁的食物,胃壁肠壁的细胞就会感到这些坏东西不能吸收,于是产生剧烈的活动把它们排出来,这才会发生了呕吐、腹泻等等症状。设想一个人如果没有了这种排毒的感知能力,其结果当然会因毒素被吸收而中毒死亡;没有了咳嗽的能力,痰涎堵塞咽喉、气管,那结果将会如何呢?

我碰到一些病人诉自己常常无缘无故地腹泻,但并没作任何治疗,又无缘无故地恢复正常。他们问我为什么,我说这是好现象。人们由于各种原因,导致肠胃积留痰饮,无法及时驱除。痰饮留着,容易变生各种疾病。但人体又在不时地"想方设法"驱除它们,因限于"力量"不足,无法驱除。偶尔在某个时候,内在的排毒机能亢奋,将滞留的痰饮排出,这才发生了不知名的腹泻。这时候,最重要的是减少饮食,尤其是大量饮水,使水分重新积储。不懂这个道理的人,以为腹泻是得了肠炎,就去挂液消炎,水液积储不算,消炎药还会损伤肠胃道的微生态平衡,增重病情。这里最重要的是如何知道它不是炎症,而是功能亢奋,自己排毒呢?很简单,这就要看腹泻后的机体精神表现,如果觉得精神反而很好,没有受到影响,没有发生多次泄泻为准。

拿微生物所致的发炎来说,炎症的地方红肿充血,周围产生很多黏液。

事实是这些黏液有很强的杀菌能力,它可以防止周围的细菌借机入侵,也可以把已经在其上的微生物杀死;红肿充血说明此处有大量血液,带来大量的白细胞,用以消灭在该处已有的致病微生物;红肿处的肌肉充血是发炎的组织形成了一个血纤维网,防止微生物进一步入侵。过去,我们一直认为得了炎症,只要去掉病灶,疾病就自然痊愈了,却没有想到,单纯地切除病灶,不仅治不好病,还弄得肢体残缺,抗病的能力也会受到摧残。

致病微生物进入体内如果任其自由繁殖,那么生命就会受到伤害。尸体是因为没有了生命,所以就会很快腐烂。这说明躯体对生命的依赖。所谓活着,就是生命与躯体的一致;所谓死亡,就是生命在躯体里的消失。人的生命,活在一个充满微生物的自然界,为了与躯体协调,为了维护自己在躯体里存在,必然有极为强大而隐秘的自我康复能力。这种能力一旦减退,生命就有了危险;这种能力一旦消失,死亡便会很快来临。良医就是能充分借助于生命的自我康复能力的医生;而庸医则反之。所谓"反之",是指在治病时,反而损害或减弱病人的自我康复能力。

三、庸医与良医的不同在悟性

中医生就像艺术家,除了医学基础,还需要悟性。

庸医如果不刻苦学习钻研,永远不会变成良医。柏杨先生有个笑话说,一位姓张的医生其父亲死于格食病。这种病就是现在讲的咽喉癌或食道癌。张医生当然很悲伤,决心研究治疗此病的方法。于是他整天盯着他父亲的尸体,一连数日不合眼。某天他看见父亲的嘴里爬出了一些虫儿,大喜,以为自己这下子可发现了格食病的病因。于是,他将这些虫抓了起来,试用了很多种毒杀方法。最后他试用砒霜,那些虫儿竟然化成了一团水。他觉得自己已经成了治格食病的专家,于是大做广告。某天,一人登门求治。他说:"这容易。"即给处砒霜半斤。病人怀疑,问:"这药能治好吗?"答:"愿以性命担保。"病人服药后一命呜呼。张医生顺理成章被判了死刑。可是那时候只行绞刑。行刑前,按惯例死刑犯在狱里都要饱餐一顿。平时在狱里吃不饱的犯人,这时候当然痛痛快快大吃特吃。那天有很多大盗与张医生一起行刑,张医生排在最后。轮到张医生的时候,恰好皇帝下了圣旨,废除绞刑,死刑犯一律改为杀头。因此,先于张医生处死后的尸体,都要重新砍下头颅。几个小时下来,原来躺着的尸体个个腹胀如鼓,砍下头后尸体立即瘪了。刽子手砍完后,走到张医生面前,举刀要砍。张医生说:"慢着!我有一张方子先记下来。"刽子手停了停,张医生赶紧写道:"杀头可治鼓胀病。"这个笑话告诉了我们,庸医之所以永远是庸医,根本问题是思想方法——没悟性。庸医并非不想尽力而为把病治好,只是能力有限,力不从心。他也想研究问题,找出治病的方法,却是浆糊脑筋,一动就走弯路。

良医治病,药到病除是悟性;药到病不能除是知识局限。我国许多名中医带研究生,很多人中途"退伍",为什么?因为,名医并不是能治所有的疾病。而慕名求治的病人得的都是诸医束手,久治不效的疑难杂病。这就造成了名医的治愈率低的问题。研究生由于年纪轻,临床经验少,不知治病之难,见老师的治愈率低,不认真思考原因,才会中途"退伍"。

是人,总会有知识局限的,不能苛求。决定是不是良医,除了治病的能力之外,重要的是他有没有尽力而为。

这个世界,为什么庸医特多?医之道,在于悟。悟之难,不仅有天赋,还要看怎么学和学什么。知识无尽,学以致用。可是有许多人,看他在学,也学了很多,就好比拿着榔头当锄头,学了却不能用。

学术的道理也一样。有的人很有成就,有的人一无所成。成就多的人,是因为他的天赋加上他所学的东西,恰恰适合于他所研究的。这样的机会就好像摸彩票得了头奖,比例很少。医学中的未知数很多,已知的却不多。人们能学到的很有限,学不到的、无法学的极多。医生以有限的学识,施用于无限的未知,因此,世界上良医少而庸医多。

庸医多而良医少,人们生病求医就无疑有似于摸彩——输多赢少。因此,最好的办法是自己学一点医学的知识,虽不能做医生,但至少可以当标尺,用之选择医生,减少失误。因为健康是人生第一大事,误了健康,一生痛苦。

我写上面这些,不是为讥笑别人。小时候读哲学,不理解从感性认识到理性认识这句话的真正含义。现在想想,中医是在一边行医一边学习中成长起来的,都要经过感性认识这个阶段,而且,需要不断总结,才能进入理性认识阶段。在感性认识阶段的中医生,开出来的药方,就是庸医的药方。临床有治中的,也有治不中的,靠不断地总结经验,才提高起来。中国人找医生,都要找老医生,这是久经实践得出来的经验。如果做中医不以病人为师,不知道从每次临床中提高自己,就永远是个庸医。人,不可能都是天才,不可能都"生而知之",都是"学而知之"的。每个做中医师的,都会有做庸医的阶段。就我所知,年轻的中医生,真正成为良医的,乃极少数。图安逸是人的本性,行医赚钱日子过得去了,太太平平没有竞争,没有督促,混日子的人就会居多。很少有人想通过艰苦的学习来提高自己的。所以,如果我们的社会需要一大批良医,就必须建立奖励、鞭策的机制。如何建立奖励、鞭策的机制,那是医疗卫生行政管理的问题,不是我应讲的范围。不过,一个社会良医的增加或减少,可以作为这个阶段中医疗卫生行政管理部门工作优劣的标尺。

四、单方治病的常识

(一)认识误区

艾宁女士在她的《问中医几度秋凉》中说明了我们许多人对单方产生的认识误区:母亲毕竟是在科学时代内生存,不可能一点不受科学影响。对中医,她按"吸取其精华,剔除其糟粕"的新中国中医方针,把她老师传给她的东西,按她能理解的和不能理解的,分为精华和糟粕两部分。

"有一次,一个晚期癌症病人被她丈夫背到母亲这来了。母亲当然看不了,可这丈夫不肯接受这一现实,苦苦哀求母亲,到了不可理喻的程度。无奈,母亲给他开了一个中国古方,说是给病人吃老母猪肉。这个男人从农村买来一头已丧失生育能力的老母猪,杀了给妻子吃肉。这女人十分想活,加之对母亲的迷信,就努力地吃。到了医生宣判的死期,她也没死。一头猪吃完了,一个冬天过去了,女人的病竟好了!两口子来谢母亲时,母亲一脸茫然,她反复自言自语:这糟粕不是糟粕?

"一位火车炉前工,由于生活不规律,得了很严重的胃病,带病坚持工作,吃药的效果也不好。母亲笑说,有一个'糟粕'方子治这病,说是备七口大缸,将稻草烧灰,填满大缸,用水浸泡,浸出物会有白色物质沉淀缸底,收集这七口大缸,可得一碗。将这一碗白色沉淀物服下,可治此病。听了这个方子,我和鲁迅对中医的看法再一次统一。觉得中医有疗效的方子也是从这些五花八门的方子中歪打正着地碰出来的。"

很多疑难病,单方确实有很好的效果,只要对症,应手取效。我国民间有许多单方,使用效果非常好。经常有某些病人,看过很多医生无济于事,却往往被一单方治得豁然而愈。由于我们受"中医科学化"的毒太深,许多单方被当做"不科学"或"糟粕"随意丢弃。

我的岳父有一次登公共汽车不小心滑下来,膝下的一块皮扯破了发炎。在医院换药3个月不仅不见好转,反而越来越大。于是他的徒弟背他到一个草药医生家。只见那草药医生将一块捣烂的草药饼敷上,1周后即基本痊愈了。照理说这样敷上去不换洗,细菌岂不天天增多,烂得更厉害?其实是它把溃疡处所有的脓都抽了出来,就不再溃烂了。有一次他也是在膝下生了一个疮,换药后长出一肉芽。这肉芽却老是不长皮,换药时擦着很痛。他经人介绍了一个草药医,见那医生只挑了一些药粉撒在肉芽上,没几天,这肉芽萎缩,伤口结疤了。

我知道旱莲草可治老鼠痣(一种疣)。曾介绍过很多人,说有效的占大多数,当然也有少数无效。这也许是疣的种类不同,即使相同,也是因为机体不一样。有的人擦了一次就掉了,有的人必须不断地擦,要半个多月才见效。更有意思的是,有的是落了一半,另一半变了,变得与原来的疣不一样,用旱莲草治不住了。据西医认为,疣是一种病毒。我认为,这种病毒也许是碰到不利的环境变异了;或者是多种疣病毒在一起,有怕这药的,也有不怕这药的。生命体多种多样,人能够知道的还很少。

我的内兄腿上患过老鼠痣,后来整个小腿发出了10多颗。据说这是颗母痣,只要治好这颗母痣,其他的就不治而愈。内兄用生桐子劈半,绑在母痣上,没几天,母痣脱落,其他后生的老鼠痣,也就不治而愈了。张锡纯的《医学衷中参西录》中,说用鸦胆子外敷治疣,也很有效。我的朋友告诉我有一种起疣法:用毫针直刺疣的中心,再在疣的四周根部刺四针,捻转,留针20分钟,疣就会自然脱落。根据我的经验,这些方法,有的有效,有的无效。要是问为什么?原因是多种的。如上所说,既然疣是一种病毒,生疣当然是这种病毒的寄生。人的皮肤本就有抗疣寄生的能力,否则,为什么许多人都不会生疣?之所以患疣是机体皮肤的某一点失去了抗疣寄生的能力。疣的脱落到底是旱莲草杀死了这个疣,或者是旱莲草使皮肤的那一点重新恢复了抗疣寄生的能力,我们还无法知道。

西医的研究都着重外因,即这种疣病毒是如何死亡的,用什么药才能使它死亡。这种研究不是不对,不是不重要,而是没抓着主角。因为演这场戏的主角是机体。疣是对机体的侵犯,而机体原本就有抗疣的能力。医学的对象是患了疣的人,因此,研究机体这种抗疣能力的消失与恢复的原因,当然比研究疣自身的消失(治疣),或者用药杀疣的机理更为重要。

(二)单方治疼痛

中药单方治症与西药治病不一样。

例如小腿挛急,温州人叫"抽脚筋"。可用白芍15克、甘草12克、木瓜6克。我在老年大学教课,老年学员有用过此单方的,都说灵。

我在镀罐厂当医生的时候,工人患此病较多。因为镀罐工人,都在炉火前操作,温度很高,出汗多。中医认为这是高热伤阴,可用白芍、甘草、木瓜,甘酸敛阴。西医认为这是缺钙,只要补钙就行。给病人注射葡萄糖酸钙,可马上缓解,但没几天又会复发。我总结这两种方法,对比的结果是:服此中药治小腿挛急者比西药效长。这是什么道理?因为以西医的检测,可能血中的钙离子确实减少,注射带钙的药物使血钙马上增多,自然很快见效。那么为什么几天后又复发了呢?原来人体在任何时候都是在不断地调整自我,使机体里的各种微量元素实现平衡。这种增加单一的血钙方法破坏了它原来的那种低水平的平衡,机体只能重新调整。于是,原来的症状就会复发。

这就是血钙的含量能力与血钙的含量的矛盾。好比一个工厂的仓库的容量与仓库的容量能力。每天工厂开工需要的原料,仓库的储备能力不足供应,这就产生了紧张。西医补钙就是暂时缓解这种紧张的措施。中医的方法(甘酸养阴)则是扩大仓库容量的措施。其实我们每天吃下的许多食物中都有很多的钙,但没有吸收。因为"仓库"放不下了,它们被机体给拦住了。人们才会说西医治标,中医治本。

西药止痛,例如杜冷丁、吗啡针,对任何疼痛都有很好的效果,例如,癌症疼痛,用了马上止痛。然而凡是用西药止痛的,对癌症本身来说,没有治疗效果。所以,一用上了,就必须到死为止。因为是人,都害怕疼痛。熬不住,就希冀于一时的缓解。疼痛发作,病人会觉得痛难熬,就会想到死,反而是一种解脱。这就好比吸毒上瘾,没办法了。

如果误以为使用西药治住了症状就是治疗效果,那就错了。现在有许多感冒药对流行性感冒的鼻塞、头痛、打喷嚏、无汗等,作针对性的治疗看起来效果很好,事实是副作用很大,后果不好。所有感冒病人,主诉经常感冒,你只要问他是不是常服感冒药,必答:"是。"这说明,使用感冒药来压制感冒症状,实际是经常发感冒的原因。

一些病人得的是一般的疾病发痛,用止痛药止住了疼痛,其病以后就没有发作了,亦即痊愈了。这是什么道理?当然不是止痛药产生的效果。而是病人体内的康复能力起了作用。止痛药物起到缓冲的作用,缓冲使机体的自我康复能力增强,疾病才得以好转或痊愈。因为疼痛会消耗人的精神,精神即生命的动力,生命的动力被消耗了,康复就困难了,所以,有时候止痛有它的好处。

我发现许多癌症病人发疼痛,凡是服用中草药单方的,如果能止住疼痛,也就有治疗作用。癌症的疼痛不比一般,撕心裂肺的,止住了痛的人都会好转或痊愈。孙万鹏先生的肝癌疼痛被吃辣椒止住,后来他发现自己的癌肿不见了,说明辣椒对他的肝癌有治疗作用。这当然不是说生肝癌就可以用辣椒来治疗。对中医来说,同样的病名,用的药有时候可能是完全相反的。所以,中医如果以病名治病,常常会制造出反面效果。

单方也不是以病名治病,而是以症状治病的。疼痛不是什么病,只是一个症状。症状相当于病人的生命信息在运行过程中碰到障碍后的自我调节信号,也可以认为是生命发出来的一种求救信息。疼痛只是这多种信息中一种比较主要的信息,该如何治疗本应由中医生再结合其他信息作出判断。不过医生由于知识与能力的局限,很多疑难病也不一定有办法准确治疗,而许多单方却能弥补这方面的不足。所以,才有"一味单方,气死名医"之说。

(三)单方治病是与非

娄绍昆的父亲,原是教英语的,因是地主成分,20世纪的60年代被下放到农村劳动。教了一辈子书的他,哪里能"劳动"得起来?人都40多岁了,哪能拿得起这种重体力生活?每日无所事事。年轻时的绍昆,也跟着父亲下放。16岁了,每天只能赚3个工分。一个读书的孩子,自觉前途一团漆黑。恰巧父亲有个姓胡的朋友,曾学过针灸,鼓励绍昆学中医。于是他父亲就天天从各种书籍和报道中摘录许多治疗单方。抄了好几本。绍昆问他父亲这些作什么用?父亲说:"还不是为了你!"可绍昆说:"这不行!自古至今几千年,中国治病单方汗牛充栋,记不完的;即使记得来,也无法用。"这两种意见,谁是谁非?其实都对。

他父亲认为,"一味单方,气死名医"。抄来单方多了,临床治病效果就好了。这确实没错。中医治内科病,大都不用病名处方,都是临证化裁。而单方治病,就必须有个病名。如治老鼠痣,有很多方法,如用旱莲草不行,就用其他的方法。再如治带状疱疹,可用凹叶景天(仙人指甲),也可用海金砂藤、狗尾巴草、仙人掌、瓦松等等,这个方法不灵就可以再用另一个方法,治好的就多了。但是,现实的病人,是不愿意给医生当试验品的。如果你治不好,他们就另找别的医生。

所以,原本不是想做医生的人,不想靠这个单方赚饭吃的,都可以这么做,也许有用得着的时候。但是,如果年轻人想学做医生的,那就不行。因为拿做医生当职业,这样做是会饿肚皮的。草药医靠祖传的单方、秘方治某一种病,守着一个地方,而且,在还能从治病的过程中,理解如何针对同一个病的不同的症状(信息表现),选用不同的治法。如此数代下来,名气渐渐传开,就能混日子。医生治病,面对的是各不相同的疾病,这样做,就有点守株待兔的味道了。

西方现在的媒体,是不给药物和医生做广告的。因为,广告影响面大,而药物与医疗都无百分百的把握,搞不好会影响人的生命或健康。媒体扩散面广,读者都不是专业人士,容易引起误导,也容易使媒体陷入官司。因此,药物的发明或医疗方法只能载在学术刊物上,作为交流经验之用的。这样就能约束药物或治疗方法过分的危害面。我国过去也都是靠口耳相传,单方治病的面不大,负面影响也不很大。

但自"医疗市场"这个概念出来后,民办医院迅速增多。不让他们做广告就无法生存,让他们做广告就容易造成祸害。单方用于治皮肤病,不作内服,单作外用,如果无效,就可以马上改弦易辙,即使有一些不良作用,也不会造成多大损害。

五、头痛的治疗

(一)头痛十年不难治

"头痛、痛风、心脏病、癌症、高血压、糖尿病、关节炎、多发性硬化、骨质疏松、经前综合征、哮喘、感冒、疱疹和艾滋病——这个名单还可以开列下去。无论'医学科学'曾作出什么声明和承诺,它们至今都仍是不治之症。不能把心脏、肾和肝的器官移植手术说成是治好了病;把胰岛素注射入病人体内也不是治好了病,因为他们患上行下效糖尿病的唯一原因是高蛋白质和高脂肪的饮食;切除肿瘤而且希望类似痛苦不会再发生,也不是治好了病。尽管我们具有20世纪的先进技术,尽管挽救生命的外科手术和'危机'医学已取得了巨大的进步,但是,对于常见病的治疗问题,现代医学仍然束手无策。实际上,今天的常见病比以前更多了,而且,这个疾病名单仍在延长。"(《现代医疗批判》132页)

《温州日报》刊出了我写的一篇治瘀血头痛的小故事。一位瑞安的妇女给我打电话说,自己的女儿曹某,8岁时因头部外伤后导致头痛,已经10年。10年里,她带着孩子走了不少医院,找过不少医生,都说这是脑震荡后遗症,加上时间太久了,没办法治了。她问我能不能治好。我说:"可以来看看。"碰到这样的疑难病,谁能说自己有把握?

2007年12月29日,她带女儿来了。孩子已18岁,一个漂亮的花季大姑娘,可是脸色并不好看,有点黯黑,正在读高中,常因发头痛而影响记忆。她说太阳晒久了,风吹多了,或睡不好的时候,都会发头痛。最近1周来,胃口不好,食后半小时会发生呕吐。天气变化时发关节痛,经来少腹痛。

关于食后定时呕吐,我也曾发表过一个小故事,是用祛瘀活血的方法治好的。现在这个小姑娘也是食后定时呕吐,也应以瘀血论治。而且,久病者首先应清理脾胃。我给处六君汤桃红四物汤加味。2008年1月5日来复诊,呕吐没有了,但头痛如旧。照王清任的通窍活血汤意,用疏风化痰逐瘀通络药,每帖加生葱1两,老姜3片。共诊5次,服药24帖,完全治愈了。这是意想不到的成功,现将病历附于后供参考:

2007年12月29日

头痛十年,太阳晒久,风吹后,夜睡失安,纳差,食则吐。这星期食后吐(半小时后发)。经来腹痛,天变膝关节痛,苔白舌红。

风吹、日晒发头痛说明邪仍在表,宜表解。食后吐说明胃络有瘀血,宜逐瘀。但因胃纳不佳说明必先养胃气。处方:

党参15克,白术15克,茯苓15克,甘草6克,半夏9克,陈皮9克,白芷10克,葛根15克,荷叶8克,当归12克,川芎12克,熟地黄30克,白芍15克,桃仁10克,地鳖虫10克。服5帖。

2008年1月5日

服药后呕吐不再发生。大便三日一行,色黑,头痛仍旧,处方:苔白舌黯。

葛根15克,升麻6克,川芎12克,赤芍12克,当归12克,桃仁9克,红花9克,地鳖虫12克,钩藤12克,姜蚕12克,天竺黄10克,竹茹12克,党参15克,白术15克,葱1两,老姜3片。服5帖。

2008年1月12日

药后头痛呕吐没发,苔白厚,纳便可。处方:

葛根15克,升麻6克,川芎12克,赤芍12克,桃仁9克,红花9克,地鳖虫12克,天竺黄12克,白芍15克,甘草12克,木瓜6克,竹茹12克,党参15克,茯苓12克,白术15克,半夏9克,葱1两,老姜3片。服7帖。

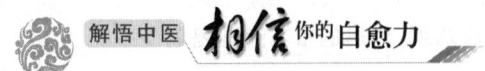

2008年1月26日

头痛有时发,但比前减轻,每到上午10时、下午3时,均有轻微头痛。夜睡不安,舌红苔薄。处方:

牛角屑15克,白芍12克,丹皮12克,生地黄30克,桃仁9克,赤芍12克,川芎12克,红花9克,党参12克,白术12克,黄精15克,百合20克,荷叶12克,葛根15克,葱1两,老姜3片。服3帖。

2008年2月12日

头痛未发,食后反胃,偶有腹胀,有时头晕,经正毕,寐差。处方:

党参15克,白术15克,茯苓15克,甘草6克,陈皮9克,半夏9克,竹茹12克,枳实12克,当归12克,丹皮12克,赤芍12克,川芎9克,荆芥9克,白芷9克,苍术9克,麻黄4克,生姜2片,大枣3枚。服4帖。

头痛痊愈,至今半年未发。

我写这个案例的意思是告诉读者,不管得什么病,不管患了多少时间,不管找了多少医生,也不管医生怎么说,虽然没治好,都不能灰心。这孩子的母亲就是给孩子不断地寻找医生。这就是母爱的伟大。她说我在报纸上发表的文章,她都一篇一篇剪贴起来。由于妈妈有工作,这孩子也就从小学会自己独立找医生了。每到暑假、寒假,就由她自己去求医。这孩子治好后,又介绍了当地几位头痛病人来治疗,都有满意效果。其中也有一位是头痛10年的,但症状却不一样。案例如下:

龙某某,女,53岁,2008年10月11日

头眩晕,头痛,恶心,阵发,已10余年。见风及日晒诱发,纳可,便结,时发心悸,舌黯,苔白,梦多飞,脉滑、弦,证为内有湿痰、瘀血,外感风邪。处方:

柴胡9克,桂枝15克,甘草12克,半夏9克,茯苓12克,竹茹9克,枳实12克,陈皮9克,牛角屑15克,白芍12克,丹皮12克,生地黄40克,皂角刺10克,桃仁9克,党参30克,白术15克,黄芩9克,姜汁1匙,大枣3枚。

2008年10月14日

服药1小时后觉舒服,苔薄舌黯,纳便可,药后头如盖(正邪交争),气虚故。处方:

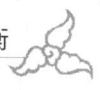

黄芪15克,党参15克,白术15克,茯苓15克,半夏9克,陈皮9克,天竺黄10克,牛角屑15克,白芍12克,生地黄40克,皂角刺10克,桃仁9克,红花9克,当归12克,川芎12克,姜汁1匙,大枣3枚,甘草9克。

2008年10月21日

症状减轻,但脉滑、弦,纳便可。处方:

黄芪15克,党参15克,柴胡9克,茯苓15克,半夏9克,当归9克,川芎9克,白芍15克,生地黄30克,桃仁9克,红花9克,皂角刺9克,竹茹10克,枳实12克,白术15克,甘草6克,牛角屑15克,丹皮12克,天竺黄10克,姜汁1匙,大枣3枚。三诊痊愈。

这样一位10年头痛不除的病人,中医中药辨证论治只要准确,就很快痊愈。其道理就在于病人所表现出来的症状,证明她自己在抵抗疾病。

(二) 头痛的因与果

得了疾病,正确的方法是治因不治果。上医院看病,这点常识很重要。我希望每个病人都要知道,不管哪个医生给你治病,你都得追问原因。说不出原因的医生,你就不应该相信他用的药。这是避免药物中毒最好的方法。现在有很多医生,自己知识有限,却又不愿意动脑筋,往往对病人的追问很不耐烦,会斥责病人:"我是医生还是你是医生?"这样的医生,决不是好医生。你就不应该相信他。无论什么药,都是有毒的。难道做医生的不知道药是有毒的吗?人们常说:是药三分毒。即使是补药也一样,乱吃都不好。追究生病的原因,是病人对自己的健康负责,没有一点值得斥责的。而医生为回避自己的无知,斥责病人是没道理的。因此,我认为说这样话的医生,起码也是个不虚心的人。不虚心的人,永远成不了好医生。那么,病人怎么会相信他呢?

20世纪90年代,我的诊所开在三官殿巷。一天,来了一位姓张的病人,60来岁。在谈话中,我知道他是一个肯动脑筋喜欢研究的人。他对病情的叙述,很有条理。虽然年过花甲,听他说话,就像与年轻人谈话一样,他还很喜欢运动,经常打羽毛球。让人感觉他一点也没有老气横秋的现象。他说自己发偏头痛已多年,而且痛得很厉害,说要与我讨论治疗的方法。我很喜欢这样的病人。对中医来说,无论治病有多久,都不能摆老资格,倚老卖老。因为每个人疾病都不一样,做医生就是随时在治疗中从病人那里得到实践的经验,因此,病人永远是医生的老师。

张先生的偏头痛,有个先兆,就是开头几天会发牙龈炎,牙根肿胀,然后,就开始头痛。偏头痛我治过很多,大多数都属于肝火上炎,只要平肝熄火就可以了。例如,用龙胆泻肝丸或柴胡疏肝饮等很有效。有的年轻人去看西医,做脑电图或脑CT,查不出名堂。医生也只给开些镇静或止痛的西药,暂时有效,很快会复发,还有副作用。用龙胆泻肝丸,有的人也认为有副作用,说里面的关木通会导致肾萎缩。我认为这是医生或病人不知道中医中药是对证(头痛)的,如果证(头痛)没有了,就不能吃了。把中药治头痛当预防头痛的药来吃,就是导致肾萎缩的原因。也就是说,吃的是中药,用的是西医的办法。用中药治病有个戒条,叫做"中病即止",也就是头痛没了,就停止吃这个药。该病人可能认为,只要常吃这种药,就可以预防头痛发生,结果发生了肾萎缩。现在有的人又把它归罪于药中的关木通,说关木通中的马兜铃酸会导致肾萎缩,故关木通被禁用了,龙胆泻肝丸也买不到了,实际是个冤假错案。药物都是有毒的,连人参也不例外,难道都要禁用吗?

张先生这样的痛还是第一次见到。我嘱待发牙龈炎时来开中药。那天,他如约来了。我开了清解胃毒的中药方,服后牙龈肿消,头也不痛了。至今多年,没有复发。这是什么道理?我认为,治病中掌握发病的原因是根本。此病是胃毒引发偏头痛,胃毒是发病的原因。单治痛不是治因,而是治果。生病的原因不去,才会复发。我的这种讲法不是绝对正确,因为,有的人止了痛后,就不再复发了。哪是什么道理?我认为,我们的生命有很强的自我调节能力。痛消失后,生命加强了调节能力,痛才不会复发,并不因止痛而痊愈的。这也是许多病人经治标处理后痊愈的道理,决不是治标的医生本事好。

其实,肝火偏头痛最好的方法还是用毫针刺列缺穴。一天,一孕妇头痛来我诊所,她一来就靠在诊察桌上一声不响,双眉紧皱,脸色苍白。自述偏头痛甚剧,甚至有从14楼跳下去的想法。我知她向来性急,怀孕后内分泌变化,脾气更坏,就给刺列缺穴,一针下去,她立即感觉好多了。后来她还是经常发作。因为针刺也只能治标(果),而不能治她的坏脾气(因)。于是我与她说要改变自己的性格,才能根治。

读者如果能懂这个道理,我相信你们治病的效果会大大加强。人人都希望健康,但是,想健康就要付出一点时间,学一点医学知识。有人说:年轻人以健康换取金钱,年纪大起来后,再以金钱换取健康。这样做,就有点迟了。最好是趁年轻的时候,学一些医学知识,就不容易出这样的漏子。

(三) 头痛视物不明

陈某某,48岁,住白塔巷11号,于1984年9月7日初诊。

头痛,时发时止已2年多。久视眼睛模糊,最近1周头痛不断,视力锐减,左眼视力几等于零,辨不清面前人像,眼中干涩,性情急躁,怒则眼前火星直冒,寐多恶梦,口苦便秘,头部有外伤史,舌边舌尖红赤,苔薄黄,脉弦数。证属肝火延上,治宜清热泻火,活血通络,泻清丸加减。处方:

龙胆草9克,炒栀子9克,炙大黄9克,防风6克,羌活6克,当归6克,川芎6克,杞子12克,菊花9克,石决明30克(先煎),地鳖虫4克,炮山甲4克,桃仁6克,木贼草9克。共5剂,水煎服。

服药后,头胀痛减,久视眼睛发糊亦减。复诊3次,以原方加减又服11剂。

1984年9月27日五诊:头痛除,久视眼已不再发糊,食香寐佳,以滋补肾水涵肝木治其本,处方:

枸杞子15克,菊花6克,生、熟地黄(各)25克,山萸肉10克,泽泻9克,党参15克,白术12克,当归身12克,龙胆草9克,白芍12克,炒栀子6克,地鳖虫4克,木贼草6克,地龙6克。共5剂,水煎服。

1986年8月10日陈携女来诊说:年来未服用任何药物,视力现已恢复正常。

[说明]本例病人头痛很像西医所说的慢性虹膜炎,就中医的观点,是典型的肝火头痛:

1. 肝在五行属木,木生火,亦生风。古人认为火性炎上,"至高之巅,惟风可到",头居高位,为清阳之位,属阳,故风和火引起的头痛最多。

2. 病人性急易怒,眼前直冒火星,口苦,脉弦数,是肝火旺盛的直接明证。

3. 肝火之三,源于肝阴虚乏,火热炽盛亦能灼烁肝阴,互为因果,造成恶性循环。目为肝之窍,得血而能视,今眼目干燥,难以久视,说明肝阴虚乏已甚。

4. 肝主疏泄,主二阴,肝阴虚则火炽,灼阴耗液则疏泄失职,致大便秘结。

药用龙胆草、炒栀子、炙大黄清肝泻火,直折上炎之火,且引火下行,从大便而出;防风、羌活辛燥雄烈,有升发狂阳的作用,可防以上三药之苦寒太过,伤及胃腑。病人头痛已久,痼结甚坚,羌防辛散,合"结者散之"之治法;当归、川芎辛润,润燥而养肝阴,枸杞子、菊花、木贼草柔肝明目,石决明潜降上亢之风阳而明目,因其头部有外伤史且系久病,血瘀络阻,并增其痛,故加地鳖虫、炮山甲、桃仁通络活血以助肝血运行,经4次诊治,肝火渐平,肝阳渐敛,然相火寄于肝,从阴发越,本于根蒂先亏,故欲根治头痛,惟有滋肾水涵肝木以养其本,养血通络以防其滞,最后以杞菊地黄汤加减收功。

临床辨别肝火头痛与肝阳头痛较难,肝火上延头痛多因情志不遂或热邪内犯而引起,一般以肝脉循行部位的头、目、耳、胁等处表现的实火炽盛之证;肝阳上亢的头痛多因肝肾阴虚,肝阳失潜或恼怒焦虑,气火内郁,肝阴暗耗,阴不制阳所致,一般以肝阳亢于上,肾阴亏于下的上盛下虚为主要表现。然火热炽盛,必耗肝阴,肝阴不足可致肝阳上亢,而肝阳亢盛又能化火,临床难以截然分开,灵活施治,唯存于心。

(四)月经来潮头痛如箍

潘某某,女,39岁,住飞霞桥13弄1幢302室,于1984年9月14日初诊。

患头痛2年,过去在每月月经期发痛。其痛如裹如箍,以两太阳穴和后枕为甚,阵发并有胁痛,经量少而不畅行,耳鸣口苦,大便秘结,胆小易惊,夜睡不安,脉弦数。最近数月,痛无宁日,已卧床两个月无法上班,素有慢性盆腔炎、慢性阑尾炎等症。证属肝火上炎,治宜清肝泻火,辅以活血通络,泻青丸加减。处方:

龙胆草6克,炒栀子9克,防风6克,羌活6克,当归9克,炙大黄6克,柴胡6克,赤白芍(各)10克,炙甘草6克,川芎12克,葛根30克,地鳖虫6克,炮山甲6克,童子益母草12克,铁菱角20克,清宁丸5克(吞)。共3剂,水煎服。

药后,头胀痛大减,即上班工作,续以原方30余剂,药效渐不显著。经前痛著,少腹急结,右侧压痛,其经色紫成块,脉弦数沉,证属下焦蓄血,治宜攻下去瘀,又因久痛伤气,瘀久伤血,法宜攻补兼施,桃仁四物汤加味,处方:

当归12克,赤、白芍(各)15克,桃仁9克,红花6克,丹皮9克,川芎6克,葛根30克,牛膝15克,炮山甲4克,地鳖虫6克,童子益母草12克,生大黄4克,陈皮9克,熟地黄50克,红参须3克(调冲)。共3剂,水煎服。

服药后效果甚好,遂按此意,续服20多剂,月经来潮前头痛显著减轻。

[说明]用泻清丸治疗顽固性头痛极效,其方中的羌活、防风为一妙着。这些顽痛乃由肝火瘀血痼结所致,不可能由苦寒直折而奏效,前贤有"甚者从之"之训,即热因热用的从治法,笔者尝以羌、防、细辛加清热解毒药治疗慢性顽固的牙龈肿痛多获佳效,也效法于此方。

本例病人之头痛,本来都只在月经来潮之前发作,经后渐趋平复,有似内分泌失调之症。后因治不得法,越来越重,致整月作痛,连绵不已,无有宁日,乃是痛久伤气,病久成瘀之故。据述已服很多羚羊角而无效,大概是只管平肝泻火而不用辛燥散结之故吧!

葛根、川芎是治头痛的有效药对。现代医学研究认为两药均有扩张血管、增加血流量的作用,加地鳖虫、炮山甲活血通络,益母草活血调经,药后肝火挫,头痛减,遂照常上班。但屡投上方,其效越来越差,经细审病情,乃知久病必虚,气血两损,更加下焦蓄瘀。下焦隶于肝肾。肝主血海,经前太冲脉盛,血海充盈,方可正常行经,今血瘀络阻,行经必难,瘀久则发热,以致扰动肝火上升,故头痛在经前为著。欲根治头痛,须化其下焦瘀结。复加两仪膏(熟地、参须)补气生血,使瘀化新生。所谓"治病必求其本"是也。

(五)巅痛如潮,按时来止

何某某,女,49岁,住信河街珠冠巷31幢404号,于1984年7月20日初诊。

巅顶受重物碰撞后,始时不觉,近1周来巅痛甚苦,每天上午10时发痛至下午3时而退,痛止如常人,痛来则抱头哭喊。小便热烫,大便秘结,失眠,脉弦滑。

此症起于巅顶外伤,足厥阴肝与督脉会于巅顶,肝络外伤血瘀络阻为病之一因。肝又主二阴,今大便秘结,小便热烫,乃肝经湿热为患,法宜平肝清热,活血化瘀为治。处方:

清宁丸6克(吞),龙胆草9克,炒栀子9克,防风6克,羌活6克,炙大黄6克,当归6克,川芎6克,枣仁12克,地鳖虫6克,桃仁9克,白芥子6克,石决明30克(先煎)。共3剂,水煎服。

1984年7月23日二诊:昨日虽发巅痛,痛势已减,时间提前至上午7时12分,大便稍顺,小便仍热烫,寐转佳,证情已见好转,原方合导赤散加减共服9剂痊愈。

(六)暴发头痛

侯某某,女,41岁,住城西街7号,1986年7月23日初诊。

昨晨起头部两太阳穴突发剧痛,抽掣阵作,体温37.8℃,微恶风,脉弦数而浮,早几天前口渴引饮,小便频而清长,大便多日未行,证系肝火内郁,尚在萌动,由于略感外风,两风相扇(木生风)内部失御,而突发剧痛,治宜疏风解表,平肝清热为治。处方:

僵蚕15克,柴胡9克,木贼草6克,龙胆草6克,炙大黄10克,炒栀子10克,羌防(各)6克,当归6克,川芎4克,白芍12克,茯苓15克,甘草6克,石决明30克(先煎)。共2剂,水煎服。

1986年7月24日复诊:服上方6小时后,即自觉痛势渐缓,现俯视仍作痛,原方去柴胡、川芎以防升为太过,加鲜石斛15克、赤芍12克、生地30克滋阴柔肝而愈。

[说明]本方亦系泻清丸加味而成。根据病人发热,恶风,脉浮等表证,采用僵蚕、柴胡、木贼草三味以疏风解表,三药兼具有平肝清热的作用,病人苦于抽掣疼痛,此为肝火灼阴,肝主筋,筋受灼则失养而发痉挛。僵蚕可镇痉止痛,加芍药、甘草养阴,则其痉自解。泻清丸泻肝经郁火,标本兼顾,故来暴而去速也。

以上4例,头痛各不相同:例一陈某某,头痛,时发时止,缠绵不已,近一周,由于视力锐减,找医救治。例二潘某某,头痛呈月周期性,与月经来潮有关,行经不畅,可以认为是内分泌失调。由于工作忙,平日医医停停,可熬则熬,缠绵两年,病情增剧。例三何某某,头痛甚剧,发病时间不长,仅一周,发作呈日周期性,有外伤的诱发因素。例四侯某某,为暴发性头痛,突发且剧痛,有外感的诱发因素。四例均以泻清丸加味而治愈。上3例俱以泻清丸合活血祛瘀药加减略有不同,可见中医之"必伏其所主而先其所因"的这种审证求因的治疗方法确有其奥妙的道理。

(七)农药中毒后头痛五年

1981年6月10日,我到临海县良种场探望我的哥哥。那时他担任副场长,言及该场五大队书记项岳生,经常发头痛,要我去给诊治。

据述于5年前因农药中毒治愈后即开始发痛,时发时止,都发在下半夜。发后全身疼痛,数天卧床不起,在本地久治未愈,又专程赴杭州寻治无效。项岳生当年35岁,肌肉丰满壮实,皮肤黝黑,两颊发鬓下有两指宽的色素沉着的黑条沿鬓角直至颈部,舌边舌尖有紫斑点。腹诊见左腹直肌紧张,脐左痛,少腹硬甚,胁下轻度抵抗。

在瘀血症中,这是最典型的,各种症状都显示了瘀血为患。一是起病于中毒之后,血液由于中毒而生成瘀血。二是发病均在下半夜,有按期而来的特点。三是两鬓脚的色素沉着,可以说是一种轻症的肌肤甲错。四是舌尖边有紫斑点,汤本求真的《皇汉医学》认为是一种瘀血症状,现代医学认为这是血行障碍而引起的。五是左腹直肌紧是日本汉医认为的瘀血腹证。六是少腹硬满也是明显的瘀血腹证,出在《伤寒论》桃核承气汤条下。处方:

桂枝9克,丹皮9克,桃仁9克,红花6克,柴胡6克,赤芍9克,茯苓9克,枳实6克,川芎8克,生大黄12克。嘱先服20剂以观疗效。

7月10日来信说:"服药共15剂,服药后第3天,全身疼痛一天一夜,隔三四天后,感觉全身、头部疼痛时起时伏,15剂药服完以后全身又感疼痛。原来右手筋脉疼痛以手指上为重,现转移至手臂间。停药后与服药期间对比是服药期间舒服些。停药后下半夜睡不着觉,尤其近几天梦多,醒后全身酸软……"去信嘱继续服药。1年后随访,说已服药160剂,头痛未有发作,两鬓脚黑条已基本退清。

(八) 偏头痛

谢某某,33岁,女,住黎明西路26弄1号,1985年9月30日初诊。

左侧头痛已历1周,痛如锥刺,固定不移,伴虚烦不寐,口苦心悸,恶心,脉弦滑,苔黄腻,舌边紫点。

证属热挟瘀,气机升降受阻,治宜健脾燥湿,理气化瘀,升清降浊,通络止痛,拟升降散合温胆汤加减。处方:

僵蚕12克,蝉蜕6克,升麻12克,炙大黄6克,地鳖虫6克,全蝎3对,清半夏12克,茯苓12克,陈皮6克,竹茹12克,枳实12克,炙甘草6克,党参15克,远志10克,酸枣仁15克。共3剂,水煎服。

一剂知,二剂减,三剂霍然。

[说明] 突发之痛,皆为气阻,不通则痛是也。气阻之因,或痰或瘀,或痰瘀兼有。此病人头痛于左额角,固定不移痛如锥刺,舌边紫点是瘀,口苦、心悸、恶心、虚烦不寐,苔黄腻、脉弦滑,是痰。痰瘀合邪,阻遏气机,升降之枢机不利,而作头痛。清阳不升,浊阴不降,气滞血瘀,痰浊中阻头痛因而不已。故以升降散升清降浊,以复气机循行之常道,合十味导痰蠲化痰湿,健脾助运,药用僵蚕、全蝎、地鳖虫等诸虫类药入血中搜剔通络,升麻升清气上行头角,炙军降痰火下通地道,陈、半、苓理气燥湿化痰,参、草健脾补虚,枳实行气消结,竹茹清热化痰,枣仁、远志安神化痰,治虚烦不寐,一诊竟收全功。

(九) 闻花香头痛

项同大队会计张某某,女性,32岁,头痛亦已多年,每年柑橘花、油菜花开时,特别敏感,数里外均可嗅到,不觉馨香,反感恶臭。每月经前第四天头痛特剧,痛时恶闻人声,有时几天不痛,但一想到痛,便立即痛起来,形瘦体弱,脉来细涩,证属血虚血瘀,治当补血活血。处方:

当归9克,熟地黄15克,川芎6克,白芍9克,丹参9克,桃仁9克,红花6克,香附9克,丹皮9克,生芩9克。嘱经前第7天开始服药,服3剂,

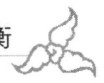

每天1剂。

此方以四物汤补血,丹皮桃仁活血去瘀,丹芩清热凉血。

1981年7月10日来信说:"共服药3帖,第一帖服后全身发酸,第二帖服后感头痛伴发呕吐,当夜月经来潮,十分正常,头就未见再痛,人亦舒服多了。"

这个病例的服药时间为什么要她在月经来潮前的第7天开始呢?我认为,这个病既是血虚血瘀之症,月经来潮之前应当是人体排瘀机能活动最强的时候,这时人体也是最需要补血药物的时候,可以想像得到,由于行经的血,需要在经前得到补充,但这样消瘦的形体暂时供应不上生血所需要的物资,瘀血就无法及时排除,头痛因此增剧。以此补血去瘀的方药及时供应了所需之物,行经就顺利,头也不再痛了。

至于服药后所发生的反应,中医叫做瞑眩。古人说:药不瞑眩,厥疾勿瘳。意思是服药如果没有反应,顽固的疾病便难以痊愈。

(十) 中消头痛

苏某某,女,32岁,住仓桥后巷11号,1985年8月4日初诊。

病人若自觉饥饿,立即需要进食,否则,倾刻便发头痛,痛剧则呕恶。此时一反往常,消谷善食,食难用饱。食量大于往常的3倍多,须待食饱睡足,头痛始缓解。据述病起于9年前的产后,调理失当而起,初发时数月一次。最近频繁发作,一月发多次,到处求医,屡治乏效。医院检查各方面都正常(包括尿糖血糖),现头痛欲呕,消谷善饥,形体消瘦,关脉左弦右大,重按无力,舌嫩胖,舌尖舌边红,证属中消,拟补中益气汤合人参白虎汤加味。处方:

炙黄芪15克,党参15克,苍术12克,炙甘草6克,生石膏25克,知母12克,黄芩10克,水连3克,炒栀子10克,赤、白芍(各)12克,黄精15克,竹茹12克,制半夏12克。共3剂,水煎服。

服第三剂药后,当夜,忽自觉饥饿,其夫急着为她准备食物,为试药效,被她拒绝,后仅觉头有点重,未发过痛,遂以原方增损,再服6剂,10年痼疾,竟此而愈。

[说明]三消症,又名消渴。以三多(多饮、多食、多尿)伴渴消瘦为主

证,其渴而多饮者为上消;消谷善饥者为中消;饮一溲一者为下消。程钟龄《医学心悟》"治上消者宜润其肺兼清其胃;治中消者宜清其胃兼滋其肾;治下消者宜滋其肾兼补其肺"。《临证指南医案》"三消一症,叫有上、中、下之分,其实不越阴亏阳玄津涸热淫而已"。故治疗以滋阴清热为常法,此言其常也。徐灵胎曰:"消渴三症有数种宜详考之。"此妇病起于产后,饮食失节,寒温不适,脾胃受伤,复加善怒多忧,损耗脾胃之气,资助心火。火与元气不两立。火胜则乘其土位,此为病之根。东垣《脾胃论》析之甚明:"心火亢甚,乘其脾土曰热中。"脾胃元气耗损,阴火流于中焦,蕴成中热。《灵枢师传篇》"中热消瘅则便寒……胃中热则消谷,令人心悬善饥"。东垣云:"脾胃一伤,五乱互作,乱于头则头痛,乱于胃,则呕逆。"此即叶天士所谓的"阳明胃土一虚,中州乏砥柱坐镇,厥阴风木振动,则头痛而呕",故以参、芪、术、草补中益气以治本,石膏、知母清胃中阴火以治标,芩、连、栀子泻三焦伏火,火易灼伤阴液,以黄精、白芍滋胃之阴,因其久病,故用丹皮、赤芍通络中之瘀,竹茹、半夏降胃之逆气,标本兼顾,切中病机,故一诊中的,再诊而愈。

(十一)头风头痛三十余载

丁某某,女,51岁,住温州市兵营巷79号,1987年1月17日初诊。

头剧痛1个多月,辗转延医,均告乏术。病人精神萎顿,重度病容,痛以印堂、巅顶、后枕为著。剧痛发作时,须以巾紧箍头部,用力按压巅顶稍舒,缓则两侧太阳穴抽掣痛。后项发胀强硬,平日腰痛足跟痛,眼目干燥,视物模糊,心烦易怒,大便秘结,小便热涩,唇红舌淡无苔,舌根苔腻,脉弦细尺弱。近日又增恶寒微汗,打嚏流涕。自述头痛自14岁开始,迄今已40余载,疼痛逐渐加重,脉症合参,乃属头风头痛,缘由肝肾阴亏,虚火炎上,风火交煽,清空被扰,宜缓方图治。处方:

生熟地黄(各)50克,山茱萸15克,北沙参15克,大麦冬15克,五味子6克,白芍15克,炒栀子6克,羌活6克,防风6克,葛根15克,川芎12克,甘草6克。共3剂。

时届春节,二诊后未再服药,头痛日减,纳增神振,年后又连服二诊方剂,半年来虽数度染恙,头痛终未有再发如前者。

[说明]头风头痛日久症重者,林佩琴《类证治裁》谓:"风邪上干,新感为头痛,深久则为头风"。头为清空之窍,得髓海阴精以养,肾为髓之海,精之源。病人头痛三十余载,久则伤及肝肾之阴,故痛剧反喜按压,以巾箍头,腰痛跟痛,眼目干燥,视物模糊,舌光如镜,水不函木,肝火上炎,故有心烦易怒,大便秘结,小溲热涩。更染外邪,恶寒微汗,外风侵扰,巅高不宁,故头剧痛不止,故以大剂生熟地为君,臣以北沙参、麦冬、五味子、白芍、山茱萸等滋补肝肾,佐以炒栀、羌防泻火疏风,甘草调和诸药,使以川芎、葛根引经,二诊标实解,本虚原形毕露,故去泻火疏风之药,专以滋补肝肾为务,加紫河车血肉有情之物以峻补,合白术泽泄汤健脾利水,从脾肾二脏着手,眩晕腰痛、跟痛等自可指日而愈。

(十二)头风头痛(艾迪生氏病)

郑某某,男,32岁,住温州市望江路8幢602室,1984年4月24日初诊。

劳作则发头痛,已半年。心悸、胆怯,经医院确诊为艾迪生氏病,在家全休治疗。然症未愈而头痛加,兼见面色黯黑,眼干目燥,足跟痛,心悸胸闷,口干不寐,唇青紫,舌红苔薄,脉弦涩,重按尺弱,病属头风头痛,乃由心肾阴亏,痰瘀阻滞,治宜滋阴壮水,化痰祛瘀,参麦六味加减。处方:

党参15克,天麦冬(各)12克,五味子9克,熟地黄80克,枸杞子15克,黄芩12克,丹皮9克,泽泻9克,玄参12克,赤芍9克,炒栀子6克,黄柏12克,半夏10克,甘草6克,3剂。

4月27日二诊:诸症悉减,头痛已去六七,原方续进。处方:

熟地黄80克,山萸肉12克,茯苓12克,泽泻12克,太子参15克,麦冬15克,五味子6克,玄参12克,白芍9克,知母12克,黄芩9克,甘草6克,3剂。

药后头痛尽除。1984年5月12日头痛复作,仍以前法加减,服3剂即愈。随访3年,未再发作。

[说明]头风头痛之症,前人有以部位划分。如《临证指南医案》谓:"头风之证,有偏正之分,偏者主手少阳,而风淫火郁为多;所云正者,病情不一,有气虚、血虚、痰厥、肾厥、阴伤阳浮、火亢邪风之不同。"偏正之分,似嫌

拘泥,虚实之辨,实为关键,邵新浦公头风:"倘久则伤及肝阴,肝阴久耗,内风日旋,厥阴无一息之宁,痛掣之势已极,此时岂区区汤散可解,计惟与复脉之纯甘壮水,胶黄之柔婉以熄风和阳,俾刚亢之威,一时顿息。"指出滋阴壮水为大法。余宗之以参麦六味加减,用大剂熟地为君,盖"地黄性平禀至阴之德,气味纯静,故能补五脏之真阴","诸经之阴虚者,非熟地不可"(景岳《本草正》)合丹皮、赤芍、炒栀、黄柏、半夏清痰热、化瘀血,药既中的,效如桴鼓。徐灵胎谓:"头风之痰,轻者易愈,其重者风毒上攻络血横逆,重则厥冒,久则伤目,必重剂方愈。"补阴补精,首推地黄。古之景岳,东庄善用地黄,动辄数两。近人张锡纯氏,皆谓地黄补阴功力最宏。余效法前贤,屡次重用地黄,常药到病除,其效如神,绝非虚谀。

六、《中医药给了我第二次生命》的说明

张拂同学的慢性肾炎的急性发作,是极其危险的疾病,没有什么西药可治。有的西药还会越吃越坏。把这样的疾病治好,是不容易的。幸好该同学碰上一位高明的中医生娄绍昆老师,通过辨证论治而得到临床治愈。这是该同学的幸运,也是娄老师的医运。年轻人生命力旺盛,容易恢复。不管生了什么病,任何时候不能绝望,保持信心,要使自己的精神永远处于乐观、奋发的状态之中,这是一切疾病痊愈的首要条件。

这位同学患的肾病应该说是起源于幼年期急性扁桃体发炎。当年发病时有眼睑浮肿的症状。我相信她一定当做感冒来治疗,或不吃药硬挺过去。如果服用的是西药,则是治疗的错误。我把这个治疗经过加以解释,是希望今后有人碰到这样的扁桃体肿大,千万重视,不要犯类似的错误。

扁桃体是人体抵抗疾病的一道关口,能够阻挡致病细菌的入侵。我们的自然界,是一个充满微生物的世界。用达尔文学说来看,所有的生命都始自微生物。许多细菌在体外或体内都能够与人体"和平共处"。当人体自身因各种原因导致不平衡的时候,有些微生物才乘机发难,人就生了病。即使在这个时候,人体还有各种机制防止疾病的扩大和蔓延。因为,人,作

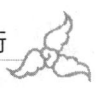

为生物体,在这个自然界繁衍种族已有几亿年的历史,机体知道如何保护自己。我国的传统医学,就是认识和利用人体的这种自我保护机制祛除疾病,维护健康。

该同学幼年发扁桃体炎,如果出现发热恶寒或鼻塞打喷嚏等症状,西医认为得的是感冒,会采用一些消除鼻黏膜充血和消炎的药物。这种方法,害处很多。鼻黏膜和扁桃体充血,本来是说明细菌被挡在鼻黏膜上,白细胞正在积极歼灭细菌,而消除鼻黏膜和扁桃体充血的药物却是要撤回白细胞。鼻塞虽暂时缓解,确实能够使人体得到片刻舒服,但这是一种错误的做法。不过,问题在于有许多时候,即使医疗方法错误也不要紧,人体自身仍然能继续进行调整,使疾病得以痊愈。这就是许多医生不因治疗出错而能安然过关的根本原因。现在许多人去治病,医生乱开贵重药,病人只能乱吃药,出问题的不明显,也是这个原因。但是,病人不知道,却以为医生治病取得了效果。这是一种不幸。

对中医来说,这是表证。即人体与疾病发生搏斗,它的病位还在体表。这种表证的出现,中医认为必须采用解表的方法来祛除。中医解表与西医治疗完全不同。如果该同学在患病初期就接受中医的治疗,中医会根据这种兼有眼睑浮肿的表证,诊断为阳虚水泛的体质,采用助阳解表的方剂,不仅能祛除扁桃腺肿大,还同时使她的阳虚体质得到补益,以后的这种病情就可能不会再发生了。这就是中医的"治未病"。但是,在农村里,大多数孩子得这种病,会认为是无关紧要的感冒,有不治疗让它自愈的;有治疗只采用一些祛感冒的药物的,肾损害就会逐渐加重,多年累积,直到最后发病休克。如果当时的扁桃体炎加眼睑浮肿家庭能够重视,马上到医院检查,也许会发现肾功能不全。病情还在初期,只要稍加调理,就可能很快痊愈。这就是西医的"治已病"。"治已病"必须治得早,错过了时机就成难治的重症了。即经过检查,确定疾病,然后进行正确的对病治疗。

问题在于现在的一些中医,疏于辨证论治,或缺乏辨证经验,使诊断失误。现在医院里的一些西医,诊治的病人过多,忙于应付,责任心和临床经验不足,急于打发病人,致成误诊。

中医学是宏观医学、经验医学,他们偏偏不重视经验。中医生是完全靠临床经验培养的。只有从师授业的个体"手把手"教学,才能教出好中医来。其授业时间,也不是三年五年,而是十年八年的。过去大多数名中医都出自富裕名门,不出自贫寒之家,因为要养得起,有很多时候要做赔本的买卖。现在《浙江省中医发展条例》鼓励老中医带学徒,确实符合中医发展的实际。

附

张拂原文:《中医药给了我第二次生命》

我犹豫再三,还是决定将我的治病经历写下来,把它告诉社会,告诉与我过去一样,处于绝望中的人们。

七年前,我是职工卫校1995护理专业三年级的学生,学校安排我们在杭州邮电医院实习。1997年7月10日上午,我正在上班,突然一阵昏眩,就失去了知觉。当我苏醒过来时,已经躺在医院的病床上了,同班同学围在我身旁,告诉我晕倒在地的病因——"尿毒症"。我是医学生,所以一听到这个致命的诊断,就感到眼前一片空白,朦胧中隐隐约约地听到同学们焦急的呼喊,但那些声音显得十分遥远、十分微弱,好像与我无关。医院多次化验和各种检查,铁板钉钉般地宣告这一令人心碎的事实。我回想起年幼时每次感冒,总出现咽喉肿痛和眼睑浮肿的现象,也就平静地接受了这一突如其来的灾难。医院方面建议我留在杭州治疗——先进行血液透析疗法,再联系"肾源",施行换肾术,估计医疗费用高达十多万元。我的家境贫寒,为了供养我读书,家里已经耗尽了所有的财力。这样高昂的医疗费用,家里绝对是无法筹集的,所以,我要求出院回家。医生警告我,这病如果不及时医治的话,寿命不会超过半年。我还年轻,热爱生命,但没有钱,只得听天由命了。

当时我的身体情况的确差得不得了:肾功能不全,血中肌酐、尿素氮很高,血红蛋白仅6.5克,尿检有蛋白、红细胞、管型,血压偏高。临床出现头痛目眩、面部浮肿、心悸烦躁、失眠多梦、呕吐恶心、口淡厌食、四肢发冷、背部畏寒、月经愆期等症状。假如当时能筹集到医疗费用,肯定会做了换肾手术。现在回想起来真的有点害怕。因为,即使有钱,换来的是异体肾,换肾后发生排异的比例相当高。假设都没有问题,寿命也不长。我们全家与亲友都生活在农村,全力筹款也只筹集到3万元,离那天文数字的医疗费用还只是一个零头。

我回到了家里,父母哭肿了双眼。温州职工中等卫校的领导、老师、同学们纷纷伸出了援助之手,一共募捐了八千多元,由学校领导与班主任送到我的家中。班主任娄老师是位中医生,对疑难杂病很有研究。他说:"不要绝望,中医药有治愈此病的希望。你还年轻,抗病能力一旦调动起来,有可能创造奇迹。"我想,中医药是我唯一的希望了。娄医生诊我为阳虚水泛,湿毒上逆证,给我服用真武汤合温胆汤,并详细地解释了方药的作用。处方如下:附片10克、白术10克、茯苓20克、白芍10克、生姜5片、陈皮10克、半夏10克、甘草3克、竹茹6克、枳壳10克、石菖蒲6克。服药1星期,症状居然减轻了。原方继续服用两周,除神疲、头晕目眩,面部稍有浮肿外,其他症状都消失了。良好的开端使我坚定了治愈的信心。从此以后,我开始了漫长的与疾病斗争的长征,每隔半个月就来市区一次。娄医生每次都非常认真地望、闻、问、切,随证候的变化而加减化裁。每当月经来潮就换方;平时如感冒了,伤食了,中暑了,腹泻了,处方都做出了相应的变化。整个治疗过程未曾使用西药。一年以后,肾功能慢慢好转,血红蛋白逐渐回升。

治疗期间,我的父母姐妹给予我最大的关怀与温暖,美味的食物留给我吃,不让我干重活,煎药、喝药成为我每天的工作。年复一年,3个月上医院体检一次,疾病渐渐地从我身上离去。我慢慢地感到生命的活力又回到了身上。3年后,我找到了一份工作,开始了新的生活。4年后,各项指标已趋近正常,隔日服药,不知不觉中忘记了自己曾经是一个危重病人,重新融入正常的生活中去。2002年的医院检查,各种化验指标都恢复正常。我的欣喜,我的感谢,回想5年来风风雨雨的生活,感慨万千,真是难以言说。

娄医生5年来上百次的诊治,完全是尽义务的。春节拜年,他连礼物都不收。他说:"你是我的学生,我帮助你是应该的。以后不要送礼物了,留着钱买营养品吃吧。"康复后,我曾多次想将自己的治疗经过写出来,告诉社会。但娄医生劝我再继续观察一段时间。现在我停药已经1年,每隔半年的体检,各项指标均在正常范围之内。

我提笔写下我的亲身经历，眼眶中充满了感激的泪水。我衷心感谢我的母校——温州市职工卫生学校，感谢娄医生，感谢全校老师与同学，感谢我的亲友。每当夜深人静时，我常为和我有着相同命运的人们祈福，并告诉他们一句在我内心反复念诵的话："神奇的中华传统医学一定会走出中国，造福于全人类！"

张拂

七、老陈的血压为什么不再升高

昨天看了林鸿津在《温州日报》刊的《我治好了自己的高血压》。林鸿津是在治疗自己的股骨头坏死的同时，治好了自己的高血压的。读者切莫误会以为他的这张药方能治高血压。因为中医是辨证施治的，有什么"证"才能开什么药方的。你如果没有老林这样的"证"，就不能用这样的药方了。

去年年底老陈从上海打来一个电话。电话的内容当然是对我新年的祝福，同时也告诉我他的高血压症由我治好了，表示感谢。一般人都认为，高血压是很顽固的，是终生要吃药的疾病，所以，他对至今未再发病表示十分欣慰。

老陈是上海人，做生意的。5年前与我在北京相识，那时他已45岁，为兜揽业务很是忙碌。他说自己的应酬很多，有的应酬简直是无聊极了，例如要陪人玩麻将，一夜玩到天亮，还要故意输钱，让客人赢。其数字说来很吓人，是上千上万的。他说为了生意成功，不得不如此做。让别人赢了钱，他高兴了就会给业务。劳累使他的脸色十分难看，眼圈周围黝黑。所幸他素来壮健，一直不当回事。有一次突然觉得头晕，走路上重下轻，去医院检查，医生告诉他检查的结果，肝肾功能等都好，只是得了高血压病，必须终生服药。于是给他开了一些很贵重的降压药物，嘱他必须每天都吃，要把血压控制在正常范围。

老陈的聪明就是肯独立思考。他认为医生这样说就是告诉他这个病治不好,才说要终生服药。他拿着那些药的说明书来看,都说是肝肾功能不好的要慎用,于是问医生是什么意思。医生说,这样的说明是指肝肾有疾患的不能吃,你的肝肾功能好就不要紧。他觉得医生的讲法不可信,于是就另找一些行医的朋友问个确切。他们告诉他说这些药物长期服用会对肝肾造成伤害。于是老陈问伤害的结果会怎样?答是会造成肾性高血压。老陈想:既然这个病西药治不好,还会影响肝肾功能,肝肾功能不好了,反过来会助长高血压,岂不是火上加油?

回家告诉妻子,妻子叫他去找中医。中医给他开了羚羊角、天麻、沟藤等药物,开始有一些效果,吃多了仍是无效。这样反反复复一年多,就不再吃中药了。有时发头晕,卧床休息一下,就没事了。在北京与我认识后,知道我是个中医,就缠着我给他治高血压。我说我不会治高血压,却会治头晕。他笑笑说,他头不晕就没了高血压,岂不一样?他问我如何治他的头晕,我说:根据全身的症状,除了黑眼圈,还有大便干燥,只要黑眼圈和大便干燥都好了,头晕就会消失,高血压也一定没有了。我告诉他这是长期劳累产生的瘀血症。一个慢性病的产生原因虽然很复杂,要想痊愈,治疗除药物外,还要改变生活习惯,消除心理和生理上的指向性。我说:"你想别人给你业务,害怕他们不答应,心理十分紧张;在生活上又经常熬夜,休息不足,损害了生理上的生物钟。这就是你生病的原因。降压药只治疾病的结果,不能治疾病的原因,所以治不好。如果你能照我的话做,有可能痊愈。"

于是我给他开了桃红四物汤。用了大剂量的生地黄润肠通便,桃仁、红花活血逐瘀,我说这药只要大便通顺了就减去生地一半,服3个月。他回家后就不再跑业务,自己开一个小店做小生意维持生活。果然黑眼圈消失,头也不再晕了。高血压自此之后没再发。

老陈在电话中提出一个问题,问我那些中医用羚羊角、天麻,书中说能治高血压的,为什么治不好?我说,那些中医用的是西医的治病方法,即针对高血压,用中药来降压,而不用中医的辨证论治,所以不会好。中医治病不能按西医的方法降血压,而是采用辨证论治的方法调整人的机能,使之平衡。在中医生的头脑里不应有西医的这些病的概念,同时治疗的方法也不是按西医的那一套来用药。许多人有一种错误的思想,例如血压升高是

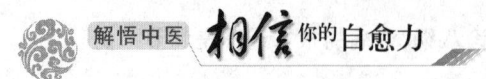

因为热性，所以应该吃凉血的药物，有这样的思想也是错的。有时候高血压病人四肢厥冷，表现阳虚症状，需要附子、干姜，服后也会使血压恢复正常。

八、65岁的林鸿津学中医——学中医不难

下面是一位于65岁才开始学中医，现年68岁的、靠拄着两根拐杖走路的残疾人写的中医治疗经验。我和林鸿津先生认识后，他给我讲了自己这3年学中医的过程，也讲了许多治验的故事，我鼓励他将它们写出来。后来他写了自治股头骨坏死的故事，又写了自治高血压。这两个小故事都发表于《温州日报》，现在，我看的这篇文章，就不再是故事，而是一篇论文了。中医学院的学生毕业后获得医生职称的，如果能写到这个样子，那真是不错了。许多人不是说中医很难学吗？非也。中医不等同于西医。西医属于自然科学，而中医却只能是一半属自然科学，另一半是属于社会科学的。中医又与艺术相似，非有悟性则难以入门。是故学中医之难，难在有无悟性。有则易，无则难也。

认真调查从中医学院毕业的学生，分配到基层医院或诊所的，有几位真正能在临床时运用四诊八纲开中药方的？得出的结果是：大多数都改行用西医西药了。即使做了中医，天天在开中药方的，有没有真正理解这四诊八纲的内涵也大有疑问。最近有媒体载某医院的一位中医科主任认为："既然西医借助了高科技的东西，中医为什么就不能呢？就一定要守着传统的老方法'望、问、闻、切'？这是一种偏见。中医千百年来积累延续下来的临床诊治经验固然珍贵，但时代在前进，科技在发展，运用现代化的诊断手段更为重要。随着中医学的发展，中医已经越来越多地借助现代科学的检查手段进行诊病了。"

当了中医科主任，应该说他已经运用"望、问、闻、切"开了不少药方，而且，这些药方已经取得很多成效，也就是说，治好不少病人，也应该说，已经写了一些学术论文，取得好多中医治疗成果，这样才能当上主任的。但是，

这句话里却透露出他对"望、问、闻、切"的陌生。一个还没有掌握好"望、问、闻、切"的中医,能掌握好辨证论治,面对阴阳表里寒热虚实这八纲开出好的药方来吗?不是也说明中医的"望、问、闻、切"掌握之难吗?

我说这话,我的朋友朱大志先生不赞成。他认为"为什么一定要守着传统的老方法'望、问、闻、切'?"这句话,好像并不表示要"丢掉",也可以解释为"容纳"。我想,大志说的也是,也许我把这位主任讲得太惨了。运用西医所用的高科技诊疗仪器,能给中医提供"八纲"的信息吗?现代高科技仪器,中医当然不能拒绝,但要看如何用?西医是用来诊断的,而中医只能用来做检测,就是检测这个病好的程度,而不能用做诊断。问题在于西医是治"病"的,中医是治"证(症)"的。不过,我认为拿诊断手段而言,做中医的,只能守着"望问闻切"。没有四诊,何来八纲?没有八纲,哪来辨证论治?西医以高科技仪器查到病之所在,得到病名,然后给予治疗的药物;中医不是根据病名治病的,而是根据"证"的阴阳表里寒热虚实进行辨证论治的。

林鸿津先生原住在我所服务的工厂隔壁,他的弟弟是我厂里的工人。他知道我是这个厂里的厂医,我却不认识他。2006年初,他给我打电话说,他是我的老邻居,他的表哥在图书馆借到了我的《潘德孚医话》,想买一本。但是他得了股骨头坏死症,双脚行走不便。他家离我家不远,问我能不能给他送一本去。对于一个残疾人的要求,我怎么能忍心拒绝呢?何况我骑上自行车,只需要10多分钟的时间就能到达。

林鸿津先生的家,是一间老式的宿舍楼,大约只有三四十个平方米,里面摆的都是老掉牙的家具,看起来家境并不十分宽裕。因为,大多数温州人都住新房子了。我想他大概早就退休,靠着退休金过日子,走路还要拄两个拐杖。书架上都是中医的书籍,有很多中医临床家的书,都是复印本。他谈起自己为了治疗股骨头坏死,而开始学中医的。说得津津有味、头头是道,令人佩服。我也就不好意思拿他的钱,把书送给了他。虽然于他无补,只是让自己心理上过得去。再者对于这样一个热爱中医的人,也有知音难遇之感。

68岁的林先生,说话头脑十分清晰。他说60岁时患股骨头坏死去某医院骨科治疗,医生告诉他只能切除股骨头并用铱钛合金的股骨头置换。

林先生当时一点也不懂中医,他认真思考手术的后果:一是手术成功率约50%;二是术后不可能保证长时间的有效使用。他在认真研究了这种置换的危险后果之后,毅然决定放弃西医的治疗而改求中医治疗。这是需要一种思辨能力的。现在很多做手术的人都不会这么想,好像只要手术成功了,病也就没有了似的。正因为这种思想的普遍,西医的外科才忙不过来。我说这话并没有贬低外科手术的意思,但希望读者知道,任何外科手术对肢体的部分切除,都带有伤害性的,非到万不得已时,不能做手术。生命依附于躯体,它要求的是一个完整的躯体。一位青光眼病人,眼科医生给她切除了一只眼睛后,觉得自己见不得人了,患上忧郁症,多次想自杀。

林鸿津先生能思前顾后采取保守治疗,这样的人是很少的。剧烈的疼痛在纠缠着他,在5年的治疗过程中,几位给他治病的中医,所开的药方,虽然都只能暂时缓解疼痛,但却启发了他的灵智。他认为,既然中药治疗有效,当然比之使用西药止痛要好得多,至少,排除了副作用带来不可预测的祸害,同时避免了缺肢断腿的痛苦。这些民间医生开的药方和药费,是不能报销的,经济负担加上对传统医学的相信,促成了他自学中医的决心。

人之所以成为万物之灵,就是因为有着一个灵智的头脑。残疾的霍金,在轮椅上成为世界上首屈一指的科学家;罗斯福在轮椅上,指挥着全世界热爱和平民主的军队,战胜了残暴的法西斯……整整65岁的人了,开始自学中医,仅仅3年,他的成绩,远远超过了某些干了十几年,对望、问、闻、切还摸不着边的中医科主任,令人难以想像。

有人说,学中医难,学西医容易。这话似乎有些道理。例如刚从中医学院毕业的学生,如果有病人来说头晕,要是运用四诊八纲,有多麻烦?如果只要用血压计一量,说:"你这是血压高了",或者叫他去做一下颈椎检查,开些降压药,多方便!说头痛的,只要叫他去做脑CT、脑电图……

然而陈修园先生说,学中医实在易。"天下无难事,只怕有心人。"一个65岁的老人,在家里还要用两根拐杖走路的、残疾缠身的林鸿津先生,靠着他顽强的毅力,成为一个名副其实的中医。写出下面的文章,学中医之易,由此可见一斑。

附录一：

学中医，治少阴病三例 —— 兼谈少阴病证治

温州，林鸿津

我学习中医知识，验之临床已有几年了。今年遇上少阴病三例，确诊后以麻黄附子甘草汤治之，皆收捷效。现将有关情况整理于后，以期与同行探讨。

案例一：病人林鸿津，男，68岁。本人于2008年3月初患上怪病，病起初日的中午，感觉身冷欲睡，即午睡一小时多，起床后身感舒适。第二天中午又是身冷欲睡，睡一二小时后，又感舒适无异常。不料第三日咳嗽骤起，从轻咳到重咳以至剧咳，不过五六小时的时间。伴有咽痛，痰涎奇多，痰清稀多泡沫，满口满口地吐掉，迅即满口满口地生成，可谓生之不绝，吐之不尽。是日夜剧咳不止，不得平卧，半躺半靠在床上，度过难熬的一夜。次日已是体倦力乏语音全哑，语之无声了。

这是我平生遇上的一种怪病，论咳嗽多痰，应属外感之类，但自己的脉象不浮数又不浮紧，不像风寒风热袭表，论咳痰清稀多泡沫，当以寒痰论治，以温药和之，但咽痛又像是肺热或肝胆热之象。我陷入用温药或是用寒药的犹豫之中。

在反复推敲给自己治病的用药时，我想起温州名中医潘德孚先生的《治病的常识》一书中的麻黄附子细辛汤症的故事。故事中的小男孩患"脉细微，但欲寐"的少阴症，病孩的叔公是个西医儿科大夫，认为以肺炎论治，用抗生素治疗是正治，治疗近月却毫无疗效，病孩几乎断命，幸亏其舅舅是中医，将其诊为少阴病并与麻黄附子细辛汤，服药1剂而愈。

对照病孩的病情，他发热而无咽痛，我不发热却咽痛，故不敢贸然断为少阴病。此时我翻阅《伤寒论》的少阴病篇，明确少阴病的兼证有咽痛之后，才将自己的病诊为少阴病。

当日晚上10时，筋疲力尽的我便上床休息，剧咳和咽喉剧痛，使我不能入睡，想昨日的不眠之夜，今日情同昨日，且症又加重，恐怕又将是一个不眠之夜。于是翻身起床为自己处方：麻黄3克，熟附子3克，炙甘草6

克。2剂。家中备有上述药物,立即配药煎服,第一剂共2煎,药液于当夜12时服完。药后半小时,口中的痰涎渐渐地消失了,咳也见轻。第二日服第二剂,药后病近愈,又处小青龙二剂善后。

案例二:病人林某某,女,4岁,系我的孙女。2008年5月4日,孙女忽然发热,体温为39℃,视其精神尚好,乃能玩耍,将其诊为风热感冒,予桑叶10g,桑枝10g的中药汤剂一剂。药后热稍退,第二日体温又回升至39℃,且伴有嗜睡,足清冷的症状,将其诊为少阴病,与麻黄1克,熟附子1克,炙甘草3克。1剂,药后两小时,足回温身热退,嗜睡除,症已。

案例三:李××,女,50岁,系邻居。9月1日初诊,病人自述感冒已四五天,自购感冒药,服之无效。上诊所挂盐水(含抗生素)且服西药,汗出热退,旋而又复至高热多次,才请我诊治。刻诊:体温39℃,头痛、咳嗽、汗出恶风,咽干微痛,体倦乏力,脉沉细虚数,苔白腻,诊为太阳,少阳,阳明合病,处以桂枝汤、小柴胡、白虎汤合方一张。1剂。处方完毕,病人又述自己欲睡,天气虽热却必须盖毛毯,摸她的手温热(这与体温高有关)。据病人的欲睡、恶寒(盖毛毯)脉沉细又可断为少阴病,随即处第二方:炙麻黄8克,熟附子4克,炙甘草6克。1剂。3次嘱她先服第二方,却未能做到。第二天中午二诊,病人述服第一方后头痛减,他证未改善,诊脉舌象未变又增手凉一症状,此时,少阴证悉具,嘱她立即将第二方购两剂,病人服药1剂,症即大减,服完2剂诸症愈,至9月4日恢复如常人。

上述3案均诊为少阴病,均以麻黄附子甘草汤治之。药量轻而疗效快捷满意。诊断的依据是虚寒表证、脉细微欲寐、恶寒怕冷。3案例均有此症状,故都诊为少阴病。同药治之,皆收良效。

何谓少阴病?仲景著《伤寒论》,立六经辨证学说,将病位分为表、里、半表半里三部位。每一部位都分阴阳不同之证,表证自不例外,将表实热证(阳证)称为太阳病,而将表虚寒证(阴证)称为少阴病。所以可以说,少阴病是病位在表、且表虚、表里皆寒的症候群。

那么如何诊断少阴病呢?《伤寒论》曰:"少阴之为病,脉细微,但欲寐。"又曰:"病有发热恶寒者,发于阳也,无热恶寒者,发于阴也。"这里的"脉细微、但欲寐"和"无热恶寒",是判别少阴病的提纲和基本依据。由于提纲笼统,后人不易弄清少阴病的临床症状。于是近代不少人,在应用麻黄附子细辛汤和麻黄附子甘草汤的临床中,逐步认识其适应证有面色苍白,身冷恶寒,手足逆冷等寒性症状,有头痛、咽痛、鼻塞流涕咳嗽喷嚏等兼症。临床经验证明,应用少阴病提纲,无论是感冒、头痛、肺炎、哮喘、过敏性鼻炎等病症,凡符合少阴病提纲的症候者,诊为少阴病,舍病从症,用麻黄附子细辛汤或麻黄附子甘草汤等加减治之,皆收卓效。

少阴病的诊断并非易事。日人汉医藤健平治疗自身的感冒咳嗽,初以为是小青龙汤证,服之不效,后经仔细辨证,确诊为麻黄附子细辛汤证,服之很快治愈。吴鞠通也有类似经验。例如他于甲子二月二十五日治疗吴氏医案,第一天见头项强痛,恶寒无汗,脉紧,用麻黄汤不效。第二天经仔细辨证,合用麻黄附子甘草汤一剂而愈(《吴鞠通医案》人民出版社,43页,1960)。本文案例二的诊治过程与此有惊人的相似之处。另有胡希恕教授的高徒,在北京某医院治疗一感冒病人,历时两个多月,最终诊为少阴病,与麻黄附子细辛汤而治愈。

以上的例子说明,少阴病的诊断并非易事。但是只要对照少阴病的提纲,即脉细微、欲寐、无热恶寒的主证,确诊亦不难。本文的三案例,诊断不算周折。案例一是自己探索治病,缺乏经验,一时难以确诊,然从发病到确诊,历时4天,至治愈亦不超过一周。案例二病人年幼,才4岁,自身表述能力差,发病第一天仅表现为发热,精神尚好,以风热感冒治之无效。第二天始显现嗜睡、足冷之症,即诊为少阴病,予麻黄附子甘草汤一剂而愈。本案有一点值得吸取教训,即发病第一天孙女问我:"爷爷,夏天为什么还这么冷?"说明病人已有恶寒症状,因年幼不能准确表述,而被我忽视。案例三,病人发热四五天,由于多次汗出热退又复而高热,津液损耗甚大,从太阳表实证转变为少阴病。何以见得?"本来是表阳证(太阳证)可因发汗过多等而转化为表阴证(少阴病)。如《伤寒论》第20条:太阳病发汗遂漏不止,其人恶风,小便难,四肢微急,难以屈伸"即是(引自《中医临床家胡希恕》一书第194页)。初诊病人已初显少阴病症,且为之处方,却因病人的"药多量重效果好"的错误认识所误,耽误了一天时间。

关于麻黄附子甘草汤的证治。本方用麻黄散表寒,附子温里驱寒,炙草补中,主治寒邪直中少阴,表里皆寒,其症恶寒发热或不发热,脉沉细,不喜冷性饮食,病程略长,病势稍缓,或没有头痛,身体没有明显虚弱症状。

医者必须注意病人的虚弱情况,必要时须酌加人参、熟地黄一类的药品。

三例少阴病治验,是学习经典著作《伤寒论》,丰富中医理论知识的过程,也是借鉴前贤成功经验于临床的过程,这是我的中医之路,过去如此,今后更应坚持不懈。

写于 2008 年 9 月

附录二:

自治高血压病

林鸿津

我 60 岁之前,血压水平都是正常的。60 岁以后,我的股骨头坏死的病渐渐地恶化,高血压症悄然地降临我的身上。约在 4 年前,在连续监测的 3 个月内,收缩压都维持在 170～180mmHg,舒张压都维持在 95～100mmHg,对照高血压病的诊断标准:连续 3 周收缩压超过 140mmHg,舒张压超过 90mmHg,即可确诊。我显然已经患上高血压症了,真是祸不单行。

当时我不懂中医,不能用中药治自己的病,又不赞同甚至厌恶长服西药降压药控制血压的方法:一是由于西药降压药的依赖性,一经服用,必须不间断地服用,不可中断。我见过这样的报道:一高血压病人,连续服用五年降压药,仅仅中断三个月,血压反弹上去比原来的还高。二是西药降压药的抗药性。服用某种降压药一个时期,药效将下降,为何?人体对此药产生了抗药性,必须选用别的降压药。三是由于西药降压药的副作用大,有的病人不能耐受。

但是,急则治标啊!无奈之下,我还是选择服降压药控制血压。为慎重起见,我多次访问长服降压药的病友。他们说:初服者宜选用降压药力稍低的,我便选药力低且价格也低的硝苯地平给自己服用,血压暂时得到控制,但不能停药,因为这是治标不治本的药。

为了治高血压病,更是为了治日益恶化的股骨头坏死症,在多年求治未果的情况下,下决心自学中医,随着中医知识的积累,渐渐地对自己的高血压病有了新的认识。中医理论认为:一种病由于另一种病(原发病)而引发的，称为继发病，我的高血压病是由股骨头坏死症引发的，所以高血压病是继发病，股骨头坏死是原发病。对继发病的治疗应以治原发病为主。原发病治好了，继发病也将随之治愈。因此，要治自己的高血压病必须治愈股骨头坏死症。于是，我积极地翻阅资料，寻找那些两病兼治的中药，并在自己处方的汤药中配入。说来也怪，3个月后，血压回复平常，高血压病得到有效控制，西药硝苯地平就停服了。

血压虽正常了，但股骨头坏死症却无大的起色。我心里明白，此症不愈，高血压病随时都可能"东山再起"。为了治疗股骨头坏死症和控制可能复发的高血压病，我自制了两病兼治的验方，将白芍、甘草、牛膝、元胡四味中药煎汤代茶。半年后，股骨头坏死症控制，扭转了不断恶化的趋势。1年左右，病情大有改善，原来撑双拐引走还痛得咬牙的我，终于可以弃拐慢步行走了，而高血压病也悄然消失了，未见死灰复燃。

三年来，我养成每天自测血压的习惯，收缩压多都120～140mmHg之间，舒张压多在70～80mmHg之间，有时收缩压降至120mmHg以下，舒张压降至60～70mmHg之间，我嫌其血压偏低，在上述的验方中加入少许黄芪（每次约10克）同时煎汤代茶，血压就像听话的"乖孩子"，又回到比较理想的水平上。

写于2007年12月12日